除了野蛮国家，整个世界都被书统治着。

后读工作室
诚挚出品

50歳の分岐点
差がつく「思秋期」
の過ごし方

预防衰老，从50岁开始

[日]和田秀树 | 著　王雯婷 | 译

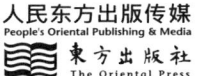

人民东方出版传媒
People's Oriental Publishing & Media
东方出版社
The Oriental Press

50岁是人生的转折点。

体内激素发生巨大变化，

身心都会受到严重影响。

如何度过这一时期，

或许决定了今后截然不同的人生。

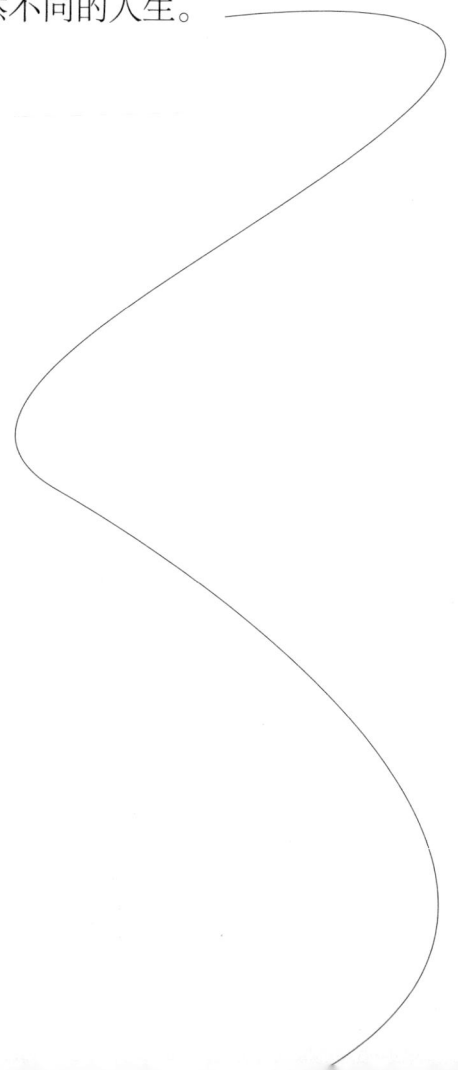

序言

为了活出50岁之后的崭新人生

我一直坚信,50多岁是人生的关键时期,它在很大程度上决定了我们在年龄增长的同时能否活得精彩充实。

我曾出版过一本《成人的学习法》,一度成为畅销书。自那以后,我每年都有幸出版多部作品。我还恰巧是一名专注于老年精神诊疗的医生,这个职业让我更加坚信:我宁可成为一个"健康的宅男",也不愿碌碌无为地老去,变成"无精打采的老人"。因此,我平时并不克制饮食,获得的收入也没有存起来,而是用以享受美食与红酒,这也带给我许多意外的邂逅。

2004年，我参加了一场昂贵的红酒品鉴会，尽管一个晚上100万日元的价格令当时的我钱包一紧，但我却品尝到了在国外也难得一见的红酒，还结识了我的红酒导师和美国顶尖的红酒商——如今我仍会向他购买陈年红酒。最难得的是，我遇见了法国抗衰老预防医学的权威，后来成为我导师的克劳德·萧夏（Claude Chauchard）。

借此机会，我有幸加入了"ENJIN 01"[1]，结识了作家林真理子以及作曲家三枝成彰、秋元康等人。在与他们接触的过程中，我重新燃起了17岁时想要成为电影导演的梦想，终于在47岁拍摄了人生第一部电影，并在摩纳哥国际电影节上获奖。

这让我深刻体会到：**无论什么年纪，我们都可以改变自己的人生，积极的心态能够让一个人保持年轻。**

---

[1] 即 Encourage Japan Intelligent Network 01，是一个由日本各领域文化工作者、学者、艺术家等志愿者组成的团体，旨在进一步加深和拓展日本文化。（如无标注，本书注释均为译者注）

尽管我是一名精神科医生，但从学生时代算起，我已经做了30多年应试指导方面的工作。许多人阅读过我的作品，许多考生向我咨询，给我写信、发邮件。此外，由于我还开设了函授课程，分享自己的学习方法，因此我可以自信地说，我有很多机会接触考生，倾听他们的真实想法。

这些考生大多处于青春期，即将从孩童时期步入成年阶段。他们对自己未来将成为什么样的大人感到迷茫，也为性的问题所困扰，明知应该专心学习，却总是忍不住关注异性，春心萌动。

青春期是从儿童到成年的过渡时期，一个人会从中性状态发育为具有生殖功能的男性或女性。

尽管低人口出生率缓解了考试压力，"宽松教育"①的价值取向减少了学业烦恼，如今的日本年轻人比过去有了更多与异性接触、交往的机会，但无论何时，青春期都是一个令人心神荡漾的阶段。除了不幸夭折的孩子，所有人都

---

① 日本20世纪80年代以后教育改革的价值取向。主要针对偏重知识的填鸭式传统教育倾向进行改革，但也有批评意见认为它导致了教育质量的下降。

要经历这一人生阶段。

然而，正如我在前文中所述，我还是一位专注于老年精神诊疗的医生。

在与众多患有认知障碍和抑郁症的老年患者接触的过程中，我深刻理解了衰老的种种"真相"。

随着年龄的增长，身体与心理之间的联系会变得更加紧密。我原本就有意学习内科知识，加之年过半百后，亲身感受到身体的诸多变化，便常常将患者的状况与自身的衰老过程联系在一起。由此认识到的一点，也是我将在本书中介绍的，就是**许多被普遍认为是医学常识的观点，至少在抗衰老方面，其实是错误的。**

例如，人们常说瘦一些更健康。然而事实上，略微丰满的人往往更有活力、更显年轻。胆固醇水平也是稍高一些更有益。此外，我还深刻意识到，如果不做好抗衰老的准备，人就真的可能变得形容枯槁。

遗憾的是，在我接触过的患有认知障碍和抑郁症的老年患者中，大多数人拼搏了一辈子，却没有做好迎接衰老的准备。

这或许是时代发展的必然结果，但对于活在当下的我来说，同样是一种警示，让我这个中年男人开始思考如何预防衰老、迎接晚年。当人们讨论如何为老年生活做准备时，往往更关注金钱和健康问题，但我们也不该忘记，还有像吉永小百合[①]、塔摩利[②]那样的人。他们不仅外表年轻，生活也充满活力。

医生通常只告诉我们如何预防疾病，却不会让我们向成功人士学习如何顺利步入晚年。用棒球来类比的话，就像教练会告诉选手如何避免受伤，但这种知识终究是有限的。如果想变得更优秀，就必须向优秀的人学习。

---

① 吉永小百合，日本女演员、歌手、声优、制片人，1945 年出生。
② 森田一义（艺名塔摩利），日本搞笑艺人、广播电视节目主持人、演员、歌手、作词人、作曲家、实业家，1945 年出生。

本书的写作初衷，就是结合成功案例，告诉大家如何尽可能地保持年轻，以及未来应当以什么样的方式老去。

在本书中，我不仅会提醒大家预防疾病，更想提示大家思考什么才是理想的生活。就像那些正在经历青春期的孩子，思考将来自己要成为怎样的成年人一样。

前文中已经提到，我本人也是如此，47岁才开始从事梦想中的导演工作。

虽然有幸获奖，但我知道自己距离期望还有很大差距。然而我依然相信，只要坚持不懈，就能保持年轻。我也希望自己能像导演新藤兼人那样，晚年过得充实而精彩，98岁还能坚持拍摄，99岁时还有新电影上映。

事实上，我所尊敬的三枝成彰先生同样是这方面的典范，他的年龄已超过80岁了。他在和我差不多的年纪开始演出歌剧，总是笑着说，自己过去常被人喊"老师"，如今却为了筹款四处求人，从有钱人变成了穷光蛋。

"不过，也正因如此，我才能结识那些此前没有接触过的人。"

这句话给我留下了深刻印象。自从拍电影以来，我也向很多人低过头，不再像过去那样富有，但我的内心十分满足。对我来说，三枝先生不仅是医学样本，更是成功的典范。

我之所以会在前文中举青春期的例子，是因为在这个时期，没有哪个孩子会先思考如何成为一个健康的成年人，然后再去体验心动的感觉。在青春期，每个人都有自己憧憬的目标，并努力向那个目标靠近。

正因如此，我选择了"思秋期"[①]一词。

"思秋期"大致对应于我们常说的更年期。在这一时期，人体内的激素平衡会发生改变。随着男性体内雄性激

---

① 青春期日文为"思春期"，作者借用"思秋期"一词与之形成对应。

素、女性体内雌性激素水平的下降，人的性别特征会趋于中性，从中年过渡到老年。

更年期可能会伴随着各种症状，如果这些症状严重影响到日常生活，就被称为"更年期综合征"。

并非每个人都会确诊更年期综合征，但所有人都要经历更年期，当然也包括男性。此外，由于这一时期大脑额叶开始老化，5-羟色胺这种神经递质也会逐渐减少。

在"思秋期"，无论是身体还是大脑，都会经历巨大的变化。如果处理不当，这一时期的适应难度可能会超过青春期。如果在这时不加思考，衰老就可能会无情地降临，人也会失去性别特征。换言之，**"思秋期"是决定一个人后半生的转折点**。

在意识到这一点后，我开始向前文提到的酒会上结识的萧夏博士学习，并成立了一家抗衰老诊所，不断进行各种抗衰老实践。

在本书中，我将结合我作为老年人医生、精神科医生以及抗衰老实践者的经验，向读者提供建议，希望能帮助大家顺利地从生殖功能旺盛的青壮年期过渡到性别特征趋于中性的老年期。

不论是衰老还是"思秋期"，都存在个体差异，我的建议可能并不适用于所有人，但假如有一两项与你的情况相符，能给你带来帮助，就再好不过了。我相信，未雨绸缪总比毫无准备地迎接"思秋期"要好得多。

序言

为了活出 50 岁之后的崭新人生 ／I

第 1 章

什么是"思秋期"

从青春期到"思秋期" ／003

过去的 50 岁 vs 现在的 50 岁 ／007

如何打赢抗衰老战 ／017

你想活出怎样的晚年 ／024

第2章

50岁，迅速衰老 vs 朝气蓬勃

如何成为"不老女神"或"不老男神" ／035

"中年发福"是坏事吗 ／038

多吃肉，少减肥 ／044

血压稍高也无妨 ／049

颠覆对血糖的传统观念 ／059

健康不只是活得久 ／067

第3章

如何防止激素枯竭

过了40岁，务必关注激素平衡 ／075

年轻的秘诀：恋爱与性生活 ／084

警惕更年期抑郁症 ／096

性激素：男女大逆转 ／101

促进激素分泌的方法 ／109

主动做一个"思秋期新人" ／115

第 4 章
如何避免大脑老化

大脑的衰老从额叶开始 ／121
衰老始于情感，而不是体力和智力 ／129
爱动脑的人更年轻 ／137
避免成为"倔老头儿" ／150
让额叶保持好状态的方法 ／159

第 5 章
善用美容技术，保持年轻外表

外表年轻，大脑和身体也会更年轻 ／173
大胆尝试医疗美容 ／177
安全又有效的医美技术一览 ／180

第 6 章

防止身体氧化的饮食秘方

年轻始于健康的肠道　／203

难以察觉的食物过敏　／209

不足比过剩的危害更大　／214

如何选择抗氧化食物　／217

了解内脏作息表　／225

最合理的进食方式：一日三餐＋加餐　／229

适当服用营养补充剂　／238

第 7 章

"思秋期"的金钱与工作

花钱要趁"思秋期"，别等老了再消费　／243

把钱花在爱好上　／247

继续为人生创造价值　／253

"思秋期"，重要的转折点　／261

第 8 章

人际关系：无须再忍耐

让自己被更多人需要　/269

建立更健康的亲子关系　/278

活出自我，活出年轻　/291

后记　/297

再版后记　/301

译后记
50% 的人生　/305

第 1 章

什么是"思秋期"

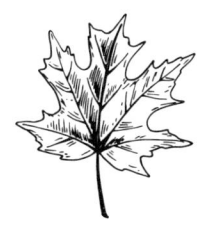

从青春期到"思秋期"

人的一生要经历两个身体和心理发生巨大变化的阶段。

一个是十几岁时的青春期。

另一个便是40~60岁时的"思秋期"。

人们在十几岁时进入青春期,从儿童过渡到成人。在这一阶段,人体内的性激素分泌旺盛,生殖功能逐渐发育成熟。虽说人在出生时便会因为生殖器官形状的不同,分为男孩和女孩,但只有经历青春期,才有了真正意义上的性别之分。

"思秋期"则是指从中年到老年的过渡时期，也就是所谓的更年期。但正如我在序言中写到的，本书并非只关注激素平衡，而是想以更广阔的视角来看待这一时期，所以特意选择了"思秋期"一词。

人们经历青春期，从孩童成长为成年男女，具备了各自的生理特征，走向性成熟。然而，如果一个人不能合理应对"思秋期"，就可能在步入老年阶段后失去自己的性别特征。

不论是青春期还是"思秋期"，最大的特征都是体内激素发生巨大变化，对身心产生严重影响。

青春期时，男性体内的雄性激素分泌增加，女性体内的雌性激素分泌增加，第二性征迅速发育，进而表现出不同的身体特征。

进入"思秋期"后，此前分泌旺盛的雄性激素和雌性激素减少，与之相对，和自身性别相反的性激素的分泌反而会增加。换言之，男性体内的雄性激素分泌减少，受雌性激素的影响较大；女性体内的雌性激素分泌减少，更容易受到雄性激素的影响。

可以说，走向衰老的过程也是一个趋于中性的过程。

伴随上述变化，女性会出现闭经等现象。事实上，男性体内同样存在激素变化，虽然有些男性并没有意识到，但男性也可能出现更年期综合征。

这些剧烈变化，每个人都需要面对。即便没有表现出更年期综合征，也就是由激素平衡变化导致的自主神经功能失调，每个人也一定会经历更年期，即我所说的"思秋期"。

值得注意的是，如果在这一时期什么都不做，就可能会很快失去自己的性别特征——不只是失去性功能，更会加速衰老。

"我希望永葆青春活力。"

这是很多人的共同心愿。

在我看来,想要延缓衰老、健康地迎接老年生活,就必须在步入"思秋期"时思考自己该如何老去,如何更长久地维持性别特征。

 巧妙度过"思秋期",让远离衰老成为可能

过去的 50 岁 vs 现在的 50 岁

大家知道日本国民级漫画《海螺小姐》中各个角色的年龄吗？

令人意外的是，他们的实际年龄都比看上去要小得多。

女主角海螺在漫画中的年龄是 27 岁，动画版则为 24 岁。我们姑且认为这个年龄还算合理。但是，大概不少人都会震惊于她的父亲波平只有 54 岁，母亲舟则只有 48 岁（动画版为 52 岁）。

如果看得不仔细，这对夫妻或许会被当成鲣男和裙带菜①的爷爷奶奶，但他们实际上是这两个孩子的父母。不论外表如何，波平其实是个还没退休的上班族。

《海螺小姐》最初发表于第二次世界大战结束后不久的1946年，一直到1974年完结，连载了近30年。当时，50岁左右的日本人大多是漫画中波平和舟的样子。

直到20世纪80年代，日本人都是在55岁时退休。即便在我小时候，说起这个年龄，也只会联想到上了年纪的人。

然而，如果现在再让大家去想象50岁左右的人，你的脑海中会浮现出波平那样的形象吗？54岁的波平放在今天仍值壮年，还能继续工作。按照65岁退休的说法，波平还得再工作10年。

至于女性，大家在谈到年近50岁的女性时，会联想到舟的样子吗？

---

① 矶野鲣男是海螺的弟弟，矶野裙带菜是海螺的妹妹，都是小学生。

漫画中，舟的女儿裙带菜9岁，正在读小学三年级。换言之，在裙带菜出生时，她的母亲已经39岁了。不论过去还是现在，舟都属于高龄产妇。近年来，选择在这个年龄生孩子的女性并不算罕见了，但即便如此，如今人们在谈论一位8岁女孩的母亲时，大概也不会联想到舟的样子。

也就是说，日本人确实比过去年轻了。但与此同时，人们可以继续工作或者说不得不工作的年限也大幅增加。当然了，平均寿命也在不断延长。

波平和舟其实正值"思秋期"。放在过去，这个年纪的人已经开始衰老了。这也提醒我们，即便身处现代社会，如果什么都不做，只要一步走错，就可能像这二人一样迅速老去。

和过去相比，人们工作的年限增加了。正因为身处这样一个时代，大家才更希望有效延缓衰老，更加从容地思考今后的人生。

 什么都不做，就会提前衰老

为什么现在的人更年轻了

为什么现在的日本人看起来比实际年龄小了?原因有很多。

一个原因是随着人们平均寿命的延长,年龄的定位发生了变化。"人生 50 年"①和"人生 80 年",人的社会定位完全不同。

在"人生 50 年"的时代,一个人过了 40 岁,距离垂暮便只有一步之遥。而在"人生 80 年"的时代,同样是 40 岁,人生之路才行至半途。想到社会上还有那么多比自己年龄大的人,能够保持心态上的年轻也就不足为奇了。事实上,1950 年日本人的年龄中位数(注意不是平均寿命)是 26 岁,现在则约为 49 岁。

另一个原因是人们的营养状况得到了改善。

据日本厚生劳动省"国民健康营养调查"统计,在

---

① "人生 50 年"出自幸若舞(日本传统戏剧)《敦盛》,感慨生命短暂、人生无常。

《海螺小姐》开始连载的1946年,日本人平均每人每天摄入的肉类只有5.7克。直到经济高速增长的1955年,才达到每人每天12克。

按照一份牛排150克来算,60年前的日本人每天只能吃一口肉,甚至更少。

不过,随着日本经济的发展,肉类消费量逐年增加。到了泡沫经济后的1995年,日本每人每天摄入的肉类增加至82.3克。虽然这里举的是肉的例子,但其他动物性蛋白(如鱼类、乳制品)也是如此。

顺便一提,在20世纪50年代,日本人的平均寿命是主要发达国家中最短的。直到七八十年代,才跃居世界第一。

这与营养状况的改善相吻合。可以认为,日本人的平均寿命之所以延长,营养状况的改善做出了很大的贡献。

如前所述,人在进入"思秋期"后,体内分泌的性激素减少。如果摄入的蛋白质不足，激素分泌就会受到更大的影响。如此一来，无论如何努力保持身体健康，都是徒劳的。换言之，**蛋白质摄入不足是加速衰老的主要原因之一。**

近年来，不少人认为肉类和脂肪是不好的，对代谢综合征过度敏感。但我希望大家知道，有些"常识"之中，也埋着意想不到的陷阱。

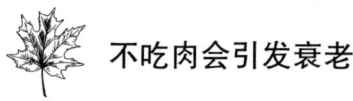 **不吃肉会引发衰老**

第二次世界大战后日本每人每天的食品摄入量（平均值）

单位：克

	谷类	薯类	蔬菜及菌菇	鱼类	肉类	牛奶及乳制品
1946年	241.1	277.9	357.0	45.3	5.7	3.1
1955年	346.6	80.8	246.2	77.2	12.0	14.2
1965年	349.8	41.9	219.4	76.3	29.5	57.4
1975年	248.3	60.9	246.7	94.0	64.2	103.6
1985年	216.1	63.2	261.7	90.0	71.7	116.7
1990年	197.9	65.3	250.3	95.3	71.2	130.1
1995年	167.9	68.9	290.2	96.9	82.3	144.5
2000年	160.4	64.7	290.1	92.0	78.2	127.6
2005年	343.9	59.1	295.9	84.0	80.2	125.1
2010年	332.0	53.3	284.7	72.5	82.5	117.3
2015年	318.3	50.9	297.7	69.0	91.0	132.2
2019年	301.4	50.2	368.5	64.1	103.0	131.2

注：2005年后谷类摄入增加，是因为从2001年起，饭团等加工产品也被纳入这一类，而此前并未被纳入。

（数据来源：日本厚生劳动省"国民健康营养调查"）

衰老的个体差异很大

作为一名专注于老年精神医学的精神科医生,我已经在这个领域工作了 35 年。

我曾在浴风会医院工作了 10 年。这是日本首家专门为老年人提供综合诊疗服务的医院,同时设有养老院。即便在今天,这样的医疗机构全日本也仅有 4 家。

正如医院会设立儿科一样,老年人和儿童在生理和心理上都与成人有所不同。面对老年患者,我们需要采取不同于中青年的诊断方法和治疗手段。

近年来,日本的大学医院和其他医疗机构纷纷设立老年科。然而,大多数大学医院的老年科名不副实,因为他们缺乏真正的老年医疗专家,只能像对待中青年一样为老年患者提供治疗,而真正的老年医疗专家应当出诊并提供居家诊疗服务。在这样的背景下,我能在老年医疗的先锋浴风会医院工作 10 年,当真积累了宝贵的经验。

例如，我每年都会阅读100～200份计算机断层扫描（CT）和磁共振成像（MRI）的颅脑扫描结果，这让我深刻认识到：大脑的衰老会随着年龄的增长而呈现出个体差异。**虽然每个人的大脑都会衰老，但衰老程度明显不同。**

不仅是大脑，器官和骨骼的老化也同样存在显著的个体差异。一般来说，70多岁的患者可能与中年人相差无几，但一旦过了80岁，就属于老年医学的范畴了。当然也不能一概而论。同样是60多岁，有的人可能因为骨质疏松而根本直不起腰，有的人可能患上阿尔茨海默病，还有的人可能因为动脉粥样硬化而导致全身器官受损。因此需要具体情况具体分析。

由骨骼老化、大脑老化、血管老化等引起的疾病，被称为"老年病"。即使是60多岁的人，骨骼和血管也可能和80多岁的人一样老化。

我看过3000余份患者的颅脑扫描结果，可以明确地告诉大家：一旦过了80岁，没有人能够避免大脑萎缩。在浴风会医院工作期间，我经常参加脑部解剖汇报会，知道**几乎所有人都会或多或少地出现阿尔茨海默样病变，但并不是每个人都会患上认知障碍。**

动脉粥样硬化和癌症也是如此：随着年龄的增长，谁都无法避免动脉粥样硬化，体内也不可能完全没有癌细胞。然而，并非所有人都会患上由动脉粥样硬化引起的缺血性心脏病或者出现癌症症状。

出现在"思秋期"之后的很多疾病，都取决于一个人的衰老程度。

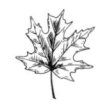

器官衰老是疾病的开始

如何打赢抗衰老战

不能只关注单独的器官

虽说衰老本身无法避免,但考虑到个体差异,我们能否找到一些方法,在这场抗衰老战中胜出呢?

事实上,医学界一直在不断进步。医生们可以提供建议,帮助人们预防特定的疾病,但目前还没有确切的方法能够全面延缓衰老过程或提升健康水平。

不仅如此,有些人为了预防动脉粥样硬化,降低胆固醇，不小心打破了体内的激素平衡；也有些人试图通过药物控制血压，却导致情绪低落，甚至出现抑郁症状。

让我稍微解释一下：现代医学通常按照器官系统进行分科，如呼吸系统、循环系统、消化系统、泌尿系统等。每个系统都有对应的科室，即便在同一所医院里，不同科室之间往往也缺乏有效的横向沟通。

因此，如果一个患者在医院的不同科室就诊，很可能会遇到重复检查的问题——明明前天才在内科做过尿检，今天到泌尿科又被要求重新检查。幸而随着电子病历的普及，这种情况正在逐渐减少。

对患者来说，在不同科室检查相同的项目确实不便，但这正是纵向医疗体系导致的现实。

如果医生不够负责任，即使面前的患者脸色不佳，也只会对他进行与自己所属科室相关的检查，然后说："你的胃里没有息肉，也没有恶性肿瘤，一切正常。"这根本解决不了问题。类似的情况屡见不鲜。

简而言之，**每个科室的医生通常只关注自己负责的器官，很难提供全身的综合性评估。**

所以在衰老问题上，尽管已经有学者在研究"动脉粥样硬化的危险因素是什么"，但无论结论是"胆固醇过高"还是"高血糖"，他们关注的终究只是血管的老化。

胆固醇对激素、5-羟色胺等神经递质的合成和传递起着重要作用。**为了预防动脉粥样硬化而控制胆固醇水平，可能确实有助于防止血管老化。但这种做法或许会导致激素和神经递质减少，从而加速身体其他部位的衰老。**

从整体上看，现代医学尚不能明确地告诉我们，预防某一特定器官的老化能否延缓全身其他部位的衰老。相反，最近的流行病学数据甚至显示，这种针对特定器官的防老化方法可能是有害的。

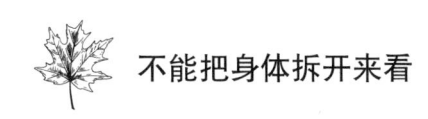

不能把身体拆开来看

应对"思秋期"的三个关键因素

流行病学数据显示，以器官系统进行划分的现代医学所提倡的各项预防措施，并不一定能有效预防全身性的衰老。关于这一点，我将在后面几章中详细向大家介绍。

在此，我想首先强调的是：每个人都要为自己的身体负责，现代医学并非永远正确。抗衰老要从"思秋期"开始。

当人们进入"思秋期"，不仅体内的激素平衡会发生变化，大脑也开始正式走向衰老，尽管这一点并不广为人知。大脑中最先老化的部分并不是负责记忆功能的海马体，而是控制积极性、创造力的额叶。一般来说，40岁以后，这部分大脑就会开始出现明显的萎缩。

由于人体的各个系统和器官之间存在紧密联系，一旦某个部位开始衰老，就会引发全身衰老。

例如，当血管开始老化时，身体的其他器官也更容易随之老化。相反，如果其他器官先开始老化，也可能导致血管的老化。同样，当大脑额叶开始老化，人就会失去积极性，容易产生抑郁情绪，而抑郁的出现又可能进一步加剧额叶功能的衰退。

此外，在"思秋期"，人体除了激素水平有所下降，5-羟色胺这种重要的神经递质也会减少。人们通常将5-羟色胺称为"幸福激素"，因为它可以帮助人们放松心情，带来满足感。

5-羟色胺与抑郁症存在相关性。通常情况下，抑郁症患者大脑中的5-羟色胺分泌较少。

日本的自杀人数多年来一直保持在每年3万人以上，近年则徘徊在2万人左右，这一数字是交通事故死亡人数的6倍以上。随着年龄的增长，人体内5-羟色胺的分泌在步入中年后逐渐减少，自杀人数也随之增多。在40~49岁的人群中，自杀是第二大死亡原因；在50~59岁的人群中，自杀是第三大死亡原因。这一现象不容忽视。换句话说，如何应对"思秋期"的三个关键因素——激素平衡的变化、额叶的萎缩、5-羟色胺的减少,是抗衰老的第一步。

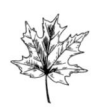

关键是如何预防衰老的连锁反应

2021年(令和三年)各年龄段自杀人数

19岁及以下	750人
20~29岁	2611人
30~39岁	2554人
40~49岁	3575人
50~59岁	3618人
60~69岁	2637人
70~79岁	3009人
80岁及以上	2214人

(数据来源:日本厚生劳动省《自杀对策白皮书(令和四年版)》)

你想活出怎样的晚年

一旦额叶开始衰老,人的思维就会渐渐变得僵化。

有些人在患上额叶肿瘤或脑梗死之后,尽管仍能回答一些复杂的问题,但如果再问他们其他问题,却可能得到不变的回答。这种现象被称为持续症。额叶老化的表现与此类似,人们的思维转换能力会变得迟钝,容易固守传统观念,难以接受新的观点。

随着年龄的增长,不少人成了别人眼中的"倔老头儿""不讲理的大妈",这实际上也是额叶老化的一种体现。

然而，也有一些人即便年岁渐长，仍然愿意倾听年轻人的观点，总能找到适合自己的兴趣爱好。通常来说，这些人的额叶老化程度相对较低。

我们当然希望自己能成为后者。

因此，非常重要的一点是，处于"思秋期"的人应该在额叶老化之前，认真思考自己的晚年生活。

十几岁的少男少女之所以会对异性产生遐想，是因为青春期时性激素分泌旺盛，激发了他们对两性关系的向往。

他们会认真思考：如何受到异性的欢迎？我的魅力在哪里？我应当活出怎样的人生？

然而，即便费尽心思，他们也未必能找到答案。由于缺乏自信，他们可能会转而专注于"在学习上一定不能输给别人""我要成为说话最有趣的那个人""我要在运动方面加油"，每个人都在各自努力，不断成长。心理学家艾里克森（E. H. Erikson）认为，青春期是一个人确立自我同一性的关键时期。只有经历过苦恼，才能成长为能够理解他人痛苦的成年人。

我之所以将四五十岁的更年期称为"思秋期",也是为了强调与青春期一样,人们在这一时期应该重视思考。

请认真思考"我真的要这样老去吗""我想成为一个怎样的老年人""我该如何迎接死亡"之类的问题。

没有在青春期经历过苦恼的年轻人,很难成长为优秀的成年人。同样,没有在"思秋期"深思熟虑过的成年人,也很难如愿老去。

"思秋期"是思考晚年的时期。一旦错过,随着额叶的加速老化,接受新事物将变得更加困难。而且最重要的是,思考本身便有助于预防额叶老化。

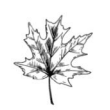

在大脑衰老之前,思考晚年

千万不要还没长大就老了

不久前,我与几位属于团块世代①的朋友聊天,他们笑着回忆道:"我们年轻时,不允许有婚前性行为。如果想过夫妻生活,就必须早早结婚。而结婚的前提是生活稳定,比如在一家好公司就职。回想起来,我们年轻时那么努力,其实是为了早日摆脱单身状态。"

过去,性行为受到严格的道德约束,门槛相对较高。心怀憧憬的年轻人必须经历深思熟虑和内心的挣扎,付出一番努力后才能成熟起来,最终步入婚姻的殿堂。

然而,现代社会已经降低了这道门槛。甚至一些中小学生也能接触到异性,他们无须等到成年,就能体验性行为带来的快乐。

在我看来,现在之所以会出现越来越多"长不大的成

---

① 团块世代指日本在1947—1949年出生的一代人,是日本第二次世界大战后出现的第一次婴儿潮人口。这批人被看作20世纪60年代中期推动经济腾飞的主力,是日本经济的脊梁。

年人",是因为他们在心智尚未成熟时就与异性发生了亲密关系。

青春期是成长必经的阶段,但有些人未经挣扎就轻易品尝了禁果,所以迟迟无法从这个阶段抽身。既然不成长也能获得快乐,又何必努力成长呢?

同样,从中年向老年过渡的"思秋期"也比过去漫长了许多。如果不进行思考,就无法顺利完成这一转变。

我并不是说,一进入"思秋期",大家就应该开始为晚年生活做打算,认为自己已经老了。但假如像《海螺小姐》中的波平那样,50多岁就老态尽显,剩下的30余年的人生也未免太漫长了。

在20世纪50年代,日本人的平均寿命只有60多岁,死亡时间比如今早15~20年。换句话说,现在的人能比之前多活20年。

正因如此,我们不妨先问问自己:这样下去真的好吗?

这一点非常重要。假如什么都不做，等回过神来或许已经垂垂老矣，能做的事也非常有限了。不断思考"我真的要这样老去吗"，才能在"思秋期"迎来新的挑战。

事实上，我的朋友中就有在40岁以后才开始写小说、参与志愿者活动的。我自己也是在47岁圆了导演梦，拍摄了《东大灰姑娘》这部电影。与过去不同，如今四五十岁的中年人好不容易走过了人生的转折点，接下来还有大把时间去享受生活。

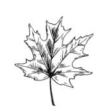

不论什么年纪，都可以挑战新事物

医美技术助你优雅老去

当你问自己"我真的要这样老去吗"的时候，应当关注的不仅限于生活方式和行为习惯，更包括健康和外表的管理。

跨入50岁大关后，我亲身体会到了感冒康复变慢、伤口愈合速度减缓，内心不禁感叹："免疫力真是下降了。"我身边也有很多正在经历"思秋期"的朋友，他们非常重视代谢综合征检查、公司体检，对各项指标很是在意。

对这个年龄段的人来说，健康的重要性自不必说。同样，我们也会从内心深处抗拒外表的衰老。我们渴望拥有一头光泽而蓬松的秀发，而不是逐渐稀疏的头顶；我们希望保持皮肤光滑紧致，而不是满脸皱纹。我们希望自己依然能够保持时尚。

正如我在前文中提到的，现代医学并非永远正确。

这并不是要对现代医学全盘否定。只是，随着医学分科越来越精细，人们可能更倾向于关注各个器官的老化问题，反而缺乏综合性的判断。

实际上，作为一名医生，我自己生病时也会去医院寻求帮助。但对于医生的建议和治疗方案，我不会盲目接受，而是会自己查阅资料，比较不同的治疗方案，找到最适合自己的方法，然后再接受治疗。

因为在我看来，大多数日本医生都不够用功。我想全方位地了解自己的身体，而不是完全依赖细分的医学知识。医生只能提供部分信息，最终的决策还需要由自己做出。

随着现代医学的不断进步，我能明显感受到，与过去相比，如今的人们可以更加从容地老去。

例如，准分子激光手术可以帮助解决老花眼问题，雄激素性秃发可以通过药物治疗，美容皮肤科和美容牙科也在迅速发展。一些医院甚至提供了激素替代疗法，以应对男性更年期综合征。

如今，这些技术可以在一定程度上帮助我们延缓衰老，这是医学带来的积极影响，值得肯定。

但医学并非万能。我认为，**自己的身体最好还是由自己来负责，这样才能减少人生的遗憾。**

有鉴于此，我将在本书中尽可能广泛、客观地为大家介绍相关知识。至于如何选择，则取决于各位读者。

我衷心希望大家在阅读本书的同时，能够认真思考如何度过接下来的人生。

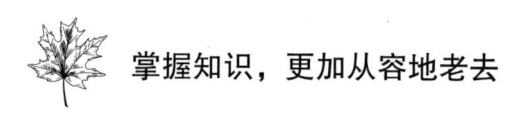

掌握知识，更加从容地老去

第 2 章

50岁，迅速衰老 vs 朝气蓬勃

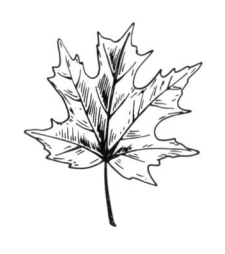

如何成为"不老女神"或"不老男神"

如今,即便人们在街头看到模样如姐妹一般的母女,或者年龄不详但看起来异常年轻的中年女性,也已经逐渐习以为常,不再感到惊讶了。

前些年,电视和杂志上频频出现"不老女神"的报道。这些女性虽然年过四五十,外表却依然青春靓丽。

当然,这样的现象也出现在男性群体中——有些男士看起来仅有三十出头,实际上却已接近 50 岁。

每当这时，我就不禁感慨：如今已不再是"把孩子养大，自己这辈子就差不多走到尽头了"的时代了。

尽管现在的日本是世界上数一数二的长寿国家，但在五六十年前，日本人的平均寿命不过 60 多岁。假如一个人的子女长大成人时自己已经 50 岁，那么他接下来的寿命便只有 10 年了。换言之，把孩子拉扯大，父母那一代人就已经老了。

然而现在，许多人到了 50 岁才刚刚从养育子女的重担中解脱出来，准备迎接人生的第二个阶段。

人们通常在 40～60 岁迎来更年期，也就是我所说的"思秋期"。在这一时期，人体内的激素水平会发生巨大的变化。

男性体内的雄性激素分泌减少，女性体内的雌性激素分泌减少。在这个过程中，人会不断衰老。但由于平均寿命的延长，激素枯竭的时间也在不断推迟。

然而，即便在古代，那些上了年纪的男性掌权者也大多妻妾成群。换句话说，即便周围人的平均寿命不长，这些男性也能保持年轻。

男性需要雄性激素维持男性特征，女性需要雌性激素维持女性特征。

也就是说，**如果想要永葆青春，就必须维持体内的性激素水平，防止其枯竭。**

这就意味着，如果想要延缓衰老，就需要尽可能地推迟激素变化的时间，而激素变化通常正是发生在"思秋期"。

尽管与过去相比，如今激素枯竭的时间已经推迟了，但假如什么都不做，任由年龄增长，那么人与人之间会表现出明显的个体差异。

这里尤其值得大家注意的，是"思秋期"之后的减肥问题。

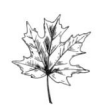

想保持年轻，必须维持激素水平

"中年发福"是坏事吗

"中年发福"的说法由来已久，因此，很多正在经历"思秋期"的人对减肥十分上心。

自 2006 年以来，"代谢综合征"这一概念逐渐为人们所熟知，与之相关的检查项目也越来越普及。有数据显示，大约每两名中老年男性中就有一名是潜在的代谢综合征患者，这使得许多人形成了一种观念：还是瘦一些更好。这不仅是出于对外表的考虑，更是为了健康。

可实际上，**代谢综合征并不仅仅发生在超重人群中。**

关于代谢综合征的诊断标准，医学界已经进行了多方面的探讨，也指出了一些问题。目前在日本，如果男性腰围超过85厘米，女性腰围超过90厘米，且具备以下三项中的两项或全部，即可被诊断为代谢综合征：

- 血压：收缩压（高压）大于130 mmHg，舒张压（低压）大于85mmHg
- 血糖：空腹血糖高于6.1mmol/L
- 血脂：空腹血甘油三酯高于1.7mmol/L，且（或）空腹血高密度脂蛋白胆固醇（HDL-C）低于1.04mmol/L

由于体重越重的人这些数值越容易出现异常，所以腰围也被视作诊断标准之一。

那么，为什么说代谢综合征很危险呢？日本厚生劳动省的官方网站给出了如下解释：

在日本，导致死亡的三大主要疾病是癌症、心脏病和脑卒中。其中，心脏病和脑卒中的主要原因是动脉粥样硬化。

当一个人被诊断为代谢综合征时，即便尚未出现糖尿病、高血压、高血脂的明确症状，但由于这些疾病的根本原因在于向心性肥胖[①]，因此如果相关问题集中出现，就会加速动脉粥样硬化的进程，进而引发心脏病、脑卒中这类危及生命的疾病。

换言之，代谢综合征会增加患心脏病、脑卒中的风险。

因此，预防代谢综合征已成为日本的一项国策，人们普遍认为超重的人寿命更短。

然而，我想在这里问问大家：真的如此吗？

事实上，已有数据推翻了上述结论。

---

① 向心性肥胖是继发性肥胖的一种，与体内糖皮质激素水平异常有关，患者以躯干部位和腹部肥胖为主要特征，故又称腹型肥胖、内脏型肥胖。

2009 年，日本厚生劳动省公布了一项历时 12 年的调查"不同体型者的平均剩余寿命"，调查对象是宫城县约 5 万名 40 岁及以上的居民。

结果显示，**平均剩余寿命最长的竟然是 40 岁时微胖的人群**。其次是体型正常的人群。与消瘦者相比，肥胖者可以多活 4～5 年。

从预防代谢综合征的角度出发，人们很容易认为消瘦的人群最长寿，但根据上述调查，这些人其实最短命。如此看来，"超重的人寿命更短"这种说法并不准确。

当然，超重确实会增加患心脏病、脑卒中、糖尿病的风险。那么，为什么还会出现上述结果呢？

原因在于，从总体上看，日本人死于心脏病、脑卒中的比例已经有所下降。

1981 年以来，恶性肿瘤，也就是癌症，已成为日本人的第一大死亡原因。1950—1980 年，心血管疾病是日本人的主要死因，但随着该比例不断下降，现在在日本，死于癌症的人数比死于心脏病和脑血管疾病的人数总和还要多①。

肥胖者并不会更容易得癌症，因此，想要降低日本人的整体死亡率，仅仅提倡预防代谢综合征，效果其实是很有限的。

微胖的人最长寿

---

① 与日本的情况有所不同，根据《柳叶刀》2019年发表的一项研究，至2017年，中国人死亡原因排名前两位的依次是脑卒中和缺血性心脏病。——编者注

不同体型者的平均剩余寿命

以40岁、身高170厘米为标准

消瘦	BMI 小于 18.5 体重小于 53.5kg	男 34.53 年
		女 41.79 年
正常	BMI 大于 18.5 小于 25 体重大于 53.5kg 小于 72kg	男 39.94 年
		女 47.97 年
微胖	BMI 大于 25 小于 30 体重大于 72kg 小于 86.7kg	男 41.64 年
		女 48.05 年
肥胖	BMI 大于 30 体重大于 86.7kg	男 39.41 年
		女 46.02 年

注:BMI= 体重 kg ÷(身高 m × 身高 m)

(数据来源:以宫城县约5万名40岁及以上的居民为对象,历时12年的调查;2009年《厚生劳动省5万人调查》,研究代表:辻一郎 东北大学教授)

多吃肉，少减肥

蛋白质不足会加速衰老

在我看来，日本人的平均寿命之所以有所增加，整体看上去更年轻了，很大程度上应当归功于营养状况的显著改善。然而，如果人们过度担忧代谢综合征，盲目追求减肥，恐怕又会变回"衰老的日本人"。

通常来说，要想保持年轻，就需要维持体内性激素的稳定分泌。蛋白质和胆固醇是合成激素的重要原料，如果为了减肥而减少蛋白质和胆固醇的摄入，无异于主动迎接衰老。

此外，**蛋白质摄入不足还可能导致脱发，让皮肤变得粗糙**，从而影响外表的美观。

实际上，尽管日本人的饮食逐渐西化，但肉类的摄入量仍然远低于欧美国家。

西方人平均每人每天摄入约 300 克肉类，而日本人的平均摄入量仅为 100 克。

在一些西方国家，有人认为人们当前的肉类摄入量过大，应该减少到每人每天 150~200 克，甚至发起了减少肉类摄入的运动。但是，如果日本人也盲目跟从，减少肉类摄入，那么我们的营养状况可能会退回到第二次世界大战后贫困时期的水平。

换句话说，如果过于相信民间的普遍说法，从"思秋期"开始减肥，那么不仅会因为过度节制而降低生活质量，还可能加速衰老，甚至缩短寿命。

我认为，即便考虑到体格差异，日本人也应该增加肉类的摄入量，提高至每人每天 120～150 克[①]。

事实上，日本国内之所以如此强调预防代谢综合征，在我看来，也是一些不思进取的医生效仿欧美、现学现卖的结果。他们并没有考虑到不同国家的饮食习惯存在差异，主要的死亡原因也不尽相同。

与日本不同，在大多数西方国家，心脏病至今仍然是第一大死因。这些国家的人们自然需要重视代谢综合征。

但也有学者指出，近年来兴起的预防代谢综合征热潮，实际上是将这种模式原封不动应用于日本的结果。

每人每天应摄入 120 克肉类

[①] 根据国家统计局《中国统计年鉴2024》，2023年中国人均肉类消费量（含猪肉、牛肉、羊肉、禽类）为52.2千克，约合每天143克。——编者注

不必抗拒胆固醇

作为代谢综合征的诊断指标之一，胆固醇对人体的确切影响至今仍未能完全得到科学的解释。

普遍观点认为，过量摄入肉类会导致胆固醇在血管壁上沉积，引起动脉粥样硬化，如果情况进一步恶化，还可能会引发急性心肌梗死或脑卒中。

然而最新的研究揭示，**动脉粥样硬化的形成可能并不仅仅是胆固醇在血管中沉积和反应那么简单。**

对此，学术界存在不同的声音。一些研究者提出，是血管吸收的胆固醇触发了某种反应；另一些则认为，胆固醇可能抑制了某种激素的分泌，从而导致动脉粥样硬化。各方观点不同，莫衷一是。

目前，根据较为可靠的流行病学调查，我们可以得出以下结论：

- 胆固醇超过 6.5mmol/L 会增加患脑卒中、急性心肌梗死的风险
- 但如果胆固醇不超过 6.24mmol/L，反而会提升血管弹性
- 胆固醇高的人不易得癌症
- 胆固醇稍高的人更长寿

由于学说不断变化，人们尚未探明上述结果背后的机制，无法解释其原理，只是通过流行病学调查发现情况的确如此。

换句话说，虽然过量摄入胆固醇确实可能对人体构成威胁，但人们通过日常饮食摄入的胆固醇是有限的，因此不必过度担忧。还有研究表明，人体内大部分胆固醇是由身体组织自行合成的，饮食对其影响不大。

此外，也要考虑到胆固醇的积极作用——它是合成激素、神经递质的重要原料，有助于缓解抑郁、改善血管弹性等。因此，与其为了预防代谢综合征而严格控制饮食、承受压力，不如放轻松，享受美食、保持心情愉悦。这难道不是更重要吗？

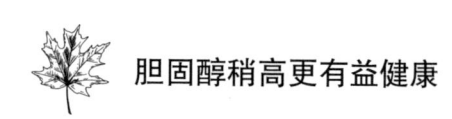

胆固醇稍高更有益健康

血压稍高也无妨

血压和血糖的常见误区同样值得我们深思。

人们通常害怕高血压、高血糖,但一些研究数据可能会彻底颠覆我们的看法。

首先是血压。通常来说,血压的正常范围是高压小于130mmHg,低压小于85mmHg,超过这个数值就可以诊断为代谢综合征。高压大于或等于140mmHg,舒张压大于或等于90mmHg,则可以被诊断为高血压。

然而，随着年龄的增长，能够维持在这一理想血压范围内的人数比例正在逐渐减少。

根据日本厚生劳动省公布的"国民健康营养调查"数据，超过半数的50～59岁男性（52.3%）和60～69岁女性（50.1%）被诊断为高血压。在40～49岁人群中，则约有四成男性和三成女性患有高血压。

更值得注意的是，在70岁以上的人群中，无论男性还是女性，高血压患者的比例都超过了70%。从这个角度看，血压值完全处于正常范围内的人反而成了少数。

几年前，一家电视台播放了一段节目：一位意大利医生在拜访一位独居老人时，为其测量了血压，说："血压150，不错，很健康。"

如果这一幕发生在日本，医生绝不会说出这样的话来，而是会说："血压都150了，这么高，容易引发脑卒中，我给你开点药吧。"

实际上，随着年龄的增长，血压轻微升高是正常现象。对六七十岁的人来说，血压在 150~160mmHg 并不是什么严重的问题。过去的人们都是这样活着的。

然而，由于血压的正常范围并没有根据年龄段进行区分，所以日本人到了一定年龄，普遍会被诊断为高血压。

当然，血压过高确实会增加患脑卒中等心血管疾病的风险，但**如果只是血压高，并不意味着一个人已经生病了**。

然而在日本，一旦血压超过正常值，医生往往会立即开药进行控制，把并没有生病的人变成药罐子。

这就好比，明明房子的地基还没出现问题，却反复强调以后可能会漏雨、滋生白蚁，强迫户主进行翻修。所以我把日本的医生称为"翻修骗子"[1]。

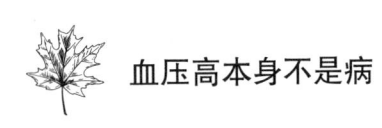

血压高本身不是病

---

[1] 在日本，诈骗者会告诉房主房屋存在安全隐患，骗取翻修费用，事实上不进行施工或只是进行无意义的施工。

疾病模型与健康模型

过去，日本人的理想血压是"年龄加 90"。

也就是说，50 岁的人血压 140mmHg 比较合适，以此类推，60 岁的人血压 150mmHg，70 岁的人血压 160mmHg。以如今的标准来看，这个数字可谓相当之高。

过去的医生通常认为，老年人血压稍高不是问题。

然而在 2000 年，日本高血压学会统一了血压标准，并下调了相关数值。2009 年，该学会修订治疗指南，规定即便是老年人，只要收缩压超过 140mmHg、舒张压超过 90mmHg，也要服用降压药。这一方案沿用至今。

之所以会如此修订，是因为有研究结果显示，不论是老年人还是年轻人，血压升高都会增加患病风险。

但与此同时，也有不少人表示反对，认为这样越改越糟糕了。一些人甚至质疑："降低标准或许是出于与制药企业的不正当利益关联，方便开出更多降压药。"事实上，近来就有报道指出，一项有制药公司参与的降压药比较研究存在大规模数据造假问题。而且**不少流行病学研究表明，老年人即便血压稍高，也不会增加健康风险**。

其中最具代表性的，是美国一项规模大、耗时长、可信度高的流行病学调查——弗莱明翰心脏研究（Framingham Heart Study）。弗莱明翰镇位于美国马萨诸塞州，自1948年以来，小镇几代居民参与了这项长达70余年、如今仍在继续的研究。

调查显示，随着年龄的增长，由于高血压引发心血管疾病及死亡的血压阈值也会升高。

在65～74岁的低龄老年人群中，男性血压超过160mmHg、女性血压超过170mmHg，患心血管疾病的风险及死亡率会有所增加。

此外，也有其他研究指出，80岁以上人群的血压阈值为180mmHg。

这些结论不禁让我产生疑问：即便不听从日本医生的降血压建议，死亡风险或许也不会增加。

血压过高的确会引发问题，但如今的标准范围实在太窄了。

日本医疗重视疾病模型，会想方设法将不正常的数值拉回正常水平。

用性格比喻的话，就好比只关注一个人的缺点、毛病，想尽一切办法改正。

这样做的结果就是，我们只能被迫忍耐：控制热量、少吃肉、少喝酒、少抽烟。

但是在我看来，健康模型或许更重要。

随着年龄的增长，每个人的身体都会或多或少出现一些问题。我常说，**与其拼命弥补不足，不如想想如何发挥自己的优势，这样更高效，人生也会更快乐**。考试时，和各科成绩差不多的学生相比，能通过自己擅长的科目与别人拉开分差的学生更容易取得好成绩。竞技体育也是如此，相较于没有短板的运动员，虽有缺点但优势突出的选手更容易受到人们的关注。

不论是工作、人际关系还是性格，道理都是相通的，人的魅力就体现在这里。在健康这件事上也不例外。事实上，在我的印象里，一个检查结果虽然存在几项异常，但充满活力、神采奕奕的人，会比各项数值正常，却身形消瘦、步履蹒跚的人更加长寿。虽然缺乏流行病学方面的依据，但这是我 35 年来接触老年病患的经验之谈。

危及生命的问题的确需要改正。但除此之外，多关注优点，畅想人生，不是更加美好吗？

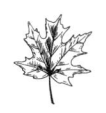

不要只看缺点，也要关注优点

降压药的利与弊

如前所述，高血压治疗的最大问题在于，医生认为只要提醒患者高血压容易诱发脑卒中，然后开出降压药就足够了。

如此一来，病人紧张害怕，就不得不服用药物。

然而很多人不知道，**即便服用降压药，也基本不会降低患脑卒中的风险。**

有人做过一项历时 6 年的脑卒中发病率实验。实验对象是 4736 名平均年龄为 70 岁的高血压患者。其中，约一半人服用降压药，另一半人服用安慰剂。

结果显示，前一组的脑卒中发病率不足 6%，后一组的发病率约为 10%。

换言之，有近 90% 未服用降压药的高血压患者没有出现脑卒中。而在服用药物的人群中，94% 的人未发病，6% 的人发病。这至少可以说明，医生所谓的"只要服用降压药，就不会得脑卒中"这一观点是错误的。

至于这个发病率数字是高还是低，读者可以自行判断。

但与此同时，我也希望大家多留意降压药的副作用。

很多老年人服用降压药后会感到乏力。这是由于部分药物会抑制交感神经，降低心排血量，从而让人产生倦怠感。

不少 50 多岁却被迫服药的人表示："一吃降压药我就觉得身体不舒服，但又不想早死……"

道理很简单：**人在运动或者情绪激动时，血压自然会升高。**如果总是通过药物控制，就会感到精神不济。

再三权衡后，我认为：既然不吃降压药也有 90% 的人不会出现脑卒中，那么即便血压稍高一些，我也不想因为吃药而让自己变得无精打采。

如果不幸成为剩下的 10%，只能说是运气不好。然而就算吃了降压药，也有 6% 的概率出现脑卒中，因此，哪怕寿命缩短，我也想保持精力充沛，享受充实有趣的人生。

当然，也有人选择服药，因为降压药的确能使患脑卒中的风险有所降低。

这是个人的选择，都值得尊重。重要的是，要对自己的身体和人生负责。

不过，很多医生在开降压药时，并未提供上述信息供患者判断，只是一味强调脑卒中的危险性。这才是问题所在。

如今，日本有36%的60～69岁人群和约半数的70岁以上人群正在服用降压药。这一比例是惊人的。

假如医生详加说明，我想很多人会做出不同的选择。但现实情况是，医生不负责任，只知道开药，以增加医疗费用。

事实上，不少患者虽然从医生那里拿到了降压药，但由于服药后身体不适，最终又把药扔掉了。

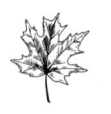

即便不服用降压药，也有90%的人不会出现脑卒中

颠覆对血糖的传统观念

关于代谢综合征的最后一项指标——血糖，也有许多研究得出了颠覆传统观念的结论。

福冈县久山町的"久山町研究"就是其中之一。

从1961年开始，九州大学医学部对该地区所有40岁以上的居民进行了大规模流行病学调查。这项研究以其高准确性而著称，就诊率、病理解剖率均为80%，随访率高达99%。

久山町约有8400名居民，年龄、职业分布与日本平均水平相当，是比较合适的样本群体。

研究的初衷是深入了解脑卒中的实际情况。研究团队采取了一系列措施，如呼吁当地居民减少食盐的摄入等，成功让脑卒中的发病率降至之前的三分之一，可以说成果显著。

然而，当研究的重点转向糖尿病的治疗与控制时，却酿成了所谓的"久山町的悲剧"。

1988年，研究团队开始对当地80%的40～79岁居民进行糖尿病患病率调查。当时，男性的患病率为15%，女性为9.9%。

令人意外的是，在经过14年的饮食和运动干预后，当地糖尿病的发病率并未降低，反而有所上升。到了2002年，当地男性患病率上升至23.6%，女性上升至13.4%。同时，约有六成的40岁以上男性居民出现了糖耐量异常，日后可能会发展为糖尿病。

当时，全日本糖尿病患者的人数都在增加，却没有一个地方像久山町这样，上升得如此明显。日本厚生劳动省公布的"国民健康营养调查"显示，截至2002年，全日本范围内40岁以上男性糖尿病患者为15.6%，女性为8.1%。

也就是说，**在采取了一系列防治措施的地区，糖尿病的发病率、增长率反而飙升**，其他地区的增长则相对缓慢。这一结果令人瞠目结舌。

京都市高雄医院的江部康二医生本人就患有糖尿病，他对当时的饮食建议进行了质疑。

运动不太容易诱发糖尿病，所以，问题很可能出在饮食上。

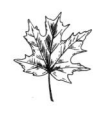

官方推荐的饮食疗法导致糖尿病患者人数增加

不吃主食只吃菜，合理吗

久山町研究团队给出的饮食建议采用了日本糖尿病学会推荐的食谱，即碳水化合物 60%、脂肪 20%、蛋白质 20%，并严格控制热量的摄入。

事实上，即便酿成了久山町的悲剧，日本糖尿病学会依然坚持推荐这份食谱，导致许多糖尿病患者不得不遵守规定，严格限制饮食。

令人费解的是，和流行病学调查的结果相比，日本医生更愿意坚持传统的医疗观点，这种坚持可能源于不断推翻现有理论会让他们颜面扫地。但是，我们绝不能因此忽视流行病学的调查结果。

前文提到的江部康二医生主张"控碳饮食"，他认为："在久山町的研究中，过分强调热量控制的高碳水饮食，实际上反而让糖尿病患者的人数有所增加，这是一个不容忽视的事实。"

所谓控碳饮食，指的是尽可能控制碳水化合物的摄入，以避免餐后血糖水平急剧上升。换句话说，就是不吃主食只吃菜。

只要将碳水化合物控制好，就能饱餐一顿牛排或者鱼。对于严格限制饮食的糖尿病患者来说，这简直和做梦一样，与日本糖尿病学会提倡的"碳水化合物60%"的观点截然相反。

具体内容大家可以参考江部康二医生的著作。**控碳饮食正逐渐被世界各国认可。**已有多家研究机构证实其有效性，美国、英国的糖尿病学会也认可了这种饮食方式。

至于哪种饮食方式更合理，医学界目前还没有定论。

控碳饮食与我主张的"日本人应该多吃肉"的观点不谋而合。从流行病学调查的结果来看，也建议大家采用这种饮食方式。不过，老年人最好还是摄入一定量的碳水化合物。

然而，日本的糖尿病专家们却在缺乏确切证据的情况下，仅仅基于传统观念，就煞有介事地批判控碳饮食，而不愿意亲自开展流行病学调查。

因此，我们应该对专家的观点持怀疑态度，不能听之信之，要努力做出自己的判断。

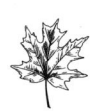

强调热量控制的高碳水饮食促使糖尿病患者人数增加

如何科学应对糖尿病

一直以来，人们认为糖尿病患者需要严格控制血糖，可以通过限制饮食、注射胰岛素将血糖值降至正常水平。

但是，有报告推翻了这一既有观点，引起了全世界医学研究者的广泛关注。那就是美国2008年公布的控制糖尿病患者心血管疾病风险行动（Action to Control Cardiovascular Risk in Diabetes，ACCORD）和2010

年刊登在英国医学杂志《柳叶刀》上的基于大规模调查的研究论文。

研究报告显示，如果严格控制糖尿病患者的血糖，使其接近"正常"水平，反而可能增加死亡风险。

上述两项研究均证明，当糖尿病患者的血糖降至一定程度时，确实能降低死亡率。但降低的幅度并没有人们一直以来预想的那么大，所以采用更为温和的治疗方式也无妨。

与之相对，**严格控制血糖并不利于糖尿病及其并发症的治疗**。在ACCORD这一研究中，研究者原本计划对患者进行为期5年的追踪调查，但由于强化降糖组患者的死亡率过高，3年半后实验便提前终止了。

这些研究表明，在糖尿病治疗方面，严格、快速地控制血糖也可能存在弊端。

常见的糖尿病有两种。1型糖尿病是指患者胰腺中合成胰岛素的细胞遭到了破坏；2型糖尿病则是指部分患者体内胰岛素分泌不足，还有一些人虽然胰岛素分泌正常甚至过量，但作用大打折扣。日本 95% 的糖尿病患者都是 2 型糖尿病。

针对胰岛素敏感性下降的问题，及时调整生活方式才是关键。但日本这些年却大规模使用胰岛素增敏剂，采取皮下注射的方式、把患者当成药罐子的胰岛素强化疗法仍占据主流。

通常来说，患者会先通过点滴或食物摄入大量糖分，然后注射胰岛素，以降低血糖。尽管 ACCORD 研究已经证实，这样做会提高死亡率，但这种糖尿病治疗方式依然在日本盛行。

医生一旦获得执业资格，就可以一劳永逸。即便不学习新知识，也不会被吊销执照。

患者们需要清晰地认识到这一点。

日本医生不注重长期学习

健康不只是活得久

你想选择哪一种健康观

事实上,如今家喻户晓的健康常识,基本上都是心血管、内分泌方面的医生提出的。

这些**专家往往只关注某些特定疾病与症状,或者疾病对特定器官的影响。**

虽然通过药物控制胆固醇或血压或许能在一定程度上

降低患心血管疾病的风险，但与此同时，也会引发其他健康问题，比如让人变得无精打采、打破激素平衡等。

值得注意的是，关于心血管、内分泌方面的研究目前还处于相对初级的阶段，许多理论仍属于假说性质。随着时间的推移，这些理论今后可能继续发生变化。

此外，随着年龄的增长，人体内的性激素分泌减少，血压也可能略微升高，这些都是无可争议的事实，是从多少亿年前的远古时代起就已经存在的人体机制。

如果仅仅因为某些健康指标稍微偏离了所谓的正常范围，就急于将其拉回正常水平，就可能让人陷入消极的疾病模型，生活质量大受影响。

相反，如果能够接纳那些随着年龄增长而自然发生的身体变化，设定适合自己的健康目标，这样的健康模型不是更合理、更人性化吗？

面对健康，每个人都有选择的权利。

你可以选择一条较为消极的道路：强迫自己服用不想服用的药物，忍受身体的不适，限制自己的欲望……或者，你也可以选择一种积极的生活方式：享受美食，享受生活。这样不仅能减少压力、提高免疫力，还能帮助我们远离抑郁，预防由不良生活习惯引起的"生活方式病"，甚至延缓衰老。

目前，对于哪种健康观念才是正确的，医学界尚无定论。

在缺乏正确答案的情况下，个人的选择显得尤为重要。

就我个人而言，我更倾向于推荐后者。然而，这需要一种开放的心态——接受"稍微不正常也没关系"的想法，以及一种愿意承担相应风险并做出决断的勇气。

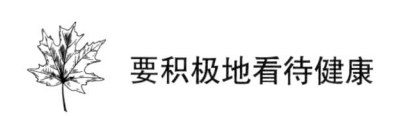

要积极地看待健康

何不潇洒走一回

我之所以推荐健康模型，还有另外一个原因。

那就是，无论报告上的数值再怎么正常、活得再怎么克制，我们也无法预知生命的极限。

作为一名老年精神科医生，我的感受是：如果一个人从60岁就开始有节制地生活，说不定也只是将寿命从85岁延长到86岁。

当然，寿命因人而异，不能一概而论。但凭我的感觉，这种延长的效果可能仅仅只有一两年。

面对这样的现实，如果60岁时被诊断出高血压，你是否会为了多活一两年，甘愿服用20多年降压药，牺牲掉生活中的种种乐趣呢？

对我而言，我宁可少活一两年，也想余生过得精彩。如果一个人的生活中充满了压抑和不快，整日郁郁寡欢，甚至会想到自杀，那么生命的延续又有何意义？总之，我会选择快乐地生活。

对处于"思秋期"的人来说，体检结果存在异常或者出现一些小毛病是很正常的。如果完全相信日本医生的那套理论，为了检查结果或喜或忧，我们的人生就会被这些冷冰冰的数字所束缚。这样的生活方式可能会加速衰老，甚至缩短寿命。

世界卫生组织是这样定义"健康"的：

健康不仅指不生病、不虚弱的状态，还包括躯体健康、心理健康、社会适应良好。

也就是说，只有当一个人满足躯体健康（physical）、心理健康（mental）、社会适应良好（social）三个条件时，才能称得上"健康"。

检查结果正常只是满足了躯体健康这一个条件。在思考健康时，我们不能只停留在"让异常的数值回归正常、保持当下身体健康"的层面，还要思考如何让心理和社会属性也得到满足。

如此想来，与其每日谨小慎微地活着，潇洒的人生或许更加精彩。

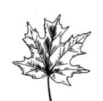

躯体健康、心理健康、社会适应良好，才能称得上健康

第 3 章

如何防止激素枯竭

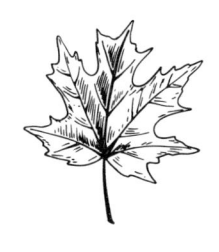

过了 40 岁，务必关注激素平衡

如前所述，维持男性体内的雄性激素和女性体内的雌性激素不枯竭，是抗衰老的关键。那么，抗衰老要从什么时候开始呢？

由于个体差异的存在，我们不能一概而论。但一般而言，一个人进入"思秋期"后，也就是激素开始发生变化时，就可以开始采取行动了。

我在前文中也提到过，"思秋期"是从中年到老年的过渡期。如果对此毫无准备，就可能逐渐丧失自己的性别特征。

简而言之，"思秋期"结束，人就正式步入了老年阶段。因此，如何延长这一时期，对抗衰老而言至关重要。

万事万物都是如此，预防胜于治疗，维持现有的激素水平，比日后再尝试恢复更容易。

"思秋期"是身体发出的信号，提醒我们：性激素快要枯竭了。

假如这时不采取行动，人就真的会走向衰老。

正如并不是每个人都在同样的年龄进入青春期一样，"思秋期"出现的时间也因人而异。大多数人会在45～55岁之间经历这一变化。早一点的40岁，晚一点的60岁，时间不尽相同。

女性会在"思秋期"经历绝经，所以更容易察觉。所谓绝经，指的是1年以上没有月经。绝经前10年左右，生理期就可能变得不规律。

当发现月经周期出现变化时，就可以开始考虑抗衰老问题了。顺便一提，日本女性绝经的平均年龄为50.5岁。

男性通常在40~60岁迎来更年期，许多男性会出现性欲减退、勃起功能障碍（erectile dysfunction，ED）等症状。

不过和大多数女性不同，有些男性即便到了80岁也不会有显著的更年期症状，个体差异在男性中表现得更加明显。

值得注意的是，更年期症状有多种表现形式，不仅限于性方面。有关这部分内容，我将在后文中和大家分享。

总之，我认为40岁以后就应该关注自己的激素平衡了。

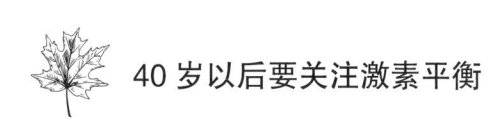

40岁以后要关注激素平衡

更年期症状会影响全身

步入"思秋期"后,激素水平的波动可能会引发一系列症状。这些症状多种多样,涵盖了从身体到心理的各个方面。

常见的症状包括疲惫、倦怠、抑郁、潮热、畏寒、多汗、心悸等。此外,更年期还会对泌尿系统造成影响,比如出现尿频和尿不尽的情况,同时,也可能导致肩膀和关节的僵硬和疼痛。

另外,部分人可能会经历胆固醇水平升高和血压的大幅波动。

性生活同样可能受到影响。性欲减退是常见问题,男性可能会遇到勃起功能障碍,而女性可能出现阴道干涩的症状。

为什么更年期会引发这么多的问题呢?主要是因为**性激素水平的急剧下降导致自主神经系统功能失调,从而影**

响了全身的多个系统。

此外，社会和心理压力较大的人群往往更容易察觉到这些症状，症状的持续时间也更长。

尽管如此，并非每个人都会经历上述所有问题。女性往往比男性更容易察觉到更年期的变化，但即使在女性中，也只有20%~30%的人会被确诊为更年期综合征。这一比例表明，大多数女性虽然能感受到变化，但这些变化并不足以严重影响日常生活，如工作、家务等。

相比之下，男性通常对更年期的症状不那么敏感，这可能是因为**男性体内睾酮（雄性激素）水平的下降速度相对较慢，所以症状较为轻微。**即使有些男性感觉到了异常，也可能将其归咎于年龄的增长，认为这是无法避免的自然现象。

不过话说回来，大家都知道，于2006年病逝的日本漫画家原平，从49岁开始就一直为男性更年期综合征所困扰。所以即便是男性，也可能出现强烈的自觉症状[1]。

顺便一提，原平嗜酒如命，尽管医生多次劝告，但他依然坚持每天饮酒，晚年时也不愿定期进行健康检查。

他在63岁时因肝癌去世，但据其妻子称，他对自己的选择并不后悔，心满意足。

如果原平把酒戒掉，积极接受检查，或许能活得更久。但是又或许，即使他改变了习惯，依然无法逃脱癌症和早逝的命运。

我们无法得知答案。但是，也许能够按照自己的意愿生活，"尽情品尝美酒，感到心满意足"，要比"明明戒了那么爱喝的酒，却还是得了癌症"的人生，更加不留遗憾。

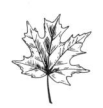

无论男女，都可能出现更年期特有的症状

---

[1] 通常是指患者主观感觉到的症状。

不妨试试激素替代疗法

如果更年期症状比较严重,也可以采用激素替代疗法。

这一标准治疗方法在欧美国家已有超过 30 年的应用历史,约半数更年期女性会选择接受这种疗法。据说,在韩国,也有将近 30% 的女性采用激素替代疗法。

与上述国家相比,该疗法在日本的普及程度较低,似乎很多日本人对于补充激素有着抵触情绪。

原因之一,大概是日本总在强调激素替代疗法的风险。

媒体曾大规模报道,如果女性长期(5 年以上)接受治疗,患乳腺癌的风险会略有提升,这就导致人们潜意识里认为激素替代疗法很危险。

但事实上,即使风险增加,也只是提高到万分之三左右。如果结合定期筛查等措施,即便患乳腺癌的风险略微增加,也并不会导致死亡率的上升。这也正是激素替代疗法在欧美地区得以广泛普及的原因之一。

至于男性激素替代疗法的风险，目前尚未有明确的研究报道。尽管有观点认为，这种治疗可能会加重前列腺癌。

所以，无论男性还是女性，如果已经患有激素依赖性癌症，如乳腺癌、子宫内膜癌、前列腺癌等，便不能采用这种疗法。除此之外，还存在其他一些禁忌证。但只要患者和医生仔细沟通，激素替代疗法的风险也是可控的。

它不仅可以缓解多种更年期症状，还能让皮肤、头发变得有光泽，让人看起来更年轻。

此外，激素替代疗法也能有效改善性欲减退和生殖器萎缩的状况。

就生活质量而言，**性生活在维持伴侣间的亲密关系中扮演着重要角色**。大家都知道，恋爱时人体会分泌多种激素。如果想提升个体的激素水平，性生活同样不可或缺。雌性激素的分泌需要男性的刺激，雄性激素的分泌则需要女性的刺激。如此一来，双方都能保持自身魅力，心态也会更年轻。

有时我们会见到一些性别特征不太明显的老年人，也就是看上去像老爷爷的老奶奶和看上去像老奶奶的老爷爷。这种中性化的外表往往是激素水平下降所致。因此，维持激素水平不仅有益于身体健康，还对保持年轻的外表有所帮助。

激素替代疗法可以提高生活质量

年轻的秘诀：恋爱与性生活

我的一位朋友曾有过这样的经历。

有一次，她和几位 50 岁左右的女性朋友去听乡裕美①的演唱会。她曾是这位歌手的粉丝，但很久没去听过演唱会了。

如今的中年女性似乎比年轻人更有活力。现场的氛围格外热闹，观众几乎都站了起来，伴随着音乐舞蹈欢呼。

---

① 乡裕美，20 世纪 80 年代日本著名偶像级男歌手。

据这位朋友说,她在演唱会次日发现,自己暂停了一段时间的月经竟然恢复了。

人的身体确实奇妙。**只是心情愉快、情绪高涨,就能让激素恢复平衡**。

事实上,类似的情况并不罕见。有人因为梦到喜欢的明星,结果来月经了;也有人每天工作忙、压力大,才四十出头就闭经了。这些案例向我们展示了心理状态对身体的巨大影响。

这不禁让我思考:那些能够永葆青春活力的人,或许从未停止对异性心动。

据一位妇产科女医生说,在她的患者中,有20%~30%年龄在60岁左右的女性,她们即便已经绝经,依然保持着性生活,甚至一些七八十岁的女性也保持着这样的生活状态。

这些女性不仅外表看上去更年轻,心灵也更加充实。

虽然这个年龄段的性生活与年轻时有所不同，但她们也可以通过使用润滑剂、加强情感交流等方式，继续享受性生活带来的愉悦。此外，**也有很多女性通过接受激素替代疗法来改善自己的性生活。**

随着社会的进步，人们开始更加开放地讨论女性的性生活，中老年女性的"性"逐渐受到关注。根据女性杂志《妇人公论》增刊《快乐白皮书2011》中的问卷调查，超过40岁的女性中有67.1%的人认为"与年轻时相比，现在的性生活体验更为丰富和满足"。

主要原因在于，此时的她们更加注重精神层面的满足，重视与伴侣之间的情感交流。

这种随着年龄增长而带来的性生活的转变，同样是预防衰老、保持年轻活力的重要方式。

性生活也有助于预防衰老

在更年期重新定义性生活

在当今社会,随着女性对自身欲望表达的自由度不断提升,男女双方获得了更为坦诚的沟通环境,这对男性而言同样是一种积极的变化。

与此同时,这也要求男性更加关注女性身体的变化,提供更多的理解和支持。

日本畅销书《女医师告诉你爱要怎么做》的作者、妇产科医生宋美玄在一次采访中表示:"更年期可以成为夫妻双方重新定义性生活的契机。"

在性生活的沟通上,很多时候即便希望对方改变做法,也难以启齿,而更年期带来的身体变化为开诚布公的交流提供了机会。

和以往相比,女性在这一时期更易表达自己的需求,例如:"因为身体的变化,我现在更希望以这种方式进行,也希望能得到你的配合。"

性是一个敏感话题，人们可能会担心"这样说会不会让对方误会，以为我对之前的生活不满意"，或者"他是不是觉得我不愿和他发生亲密关系"。

然而，以更年期的生理变化为出发点，如"由于阴道干涩，我希望能使用润滑油"或"阴道变窄了，希望你能更加温柔一些"，这样的表达更为积极，也更易于对方接受。

男性也一样，尤其是中老年夫妻，都可以利用这一时期与伴侣进行深入的沟通和探讨。

此外，据说日本 50% 以上的夫妻没有性生活。**更年期恰恰是恢复性生活的好时机。**

为了缓解更年期带来的不适，可以从简单的身体按摩开始，逐渐培养身体接触的习惯，增加夫妻交流的时间，这将有助于性生活的逐步恢复。

虽然重启性生活需要双方的共同努力，但如果接下来的人生缺少与伴侣的亲密接触，许多人可能会感到孤独和寂寞。

更年期会给我们的生活带来巨大变化，但同时也是一个好时机，为我们提供了一个迈出新步伐的机遇，比如恢复或改善性生活。

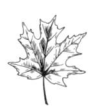

以身体变化为由，让伴侣知道你的想法

会对异性动心的人更能保持年轻

话说回来，也有不少人觉得，都这么多年没和伴侣发生性关系了，现在更不知如何开口。

在这种情况下，个别人可能会选择在外面寻找新的伴侣。我并不是要公开支持不忠的行为，但我想强调的是，无论年龄多大，恋爱的重要性都不容忽视。因为**只是坠入爱河，就能促进激素分泌。**

常听人说，即便是养老院中看似失去活力的老人，一旦有了意中人，也会变得精神百倍。

这一点在女性身上同样适用，简单帮老奶奶化个妆、涂个口红，就能让她的气色大为改观。

历史上，日本人对性的看法相对开放，无论男女，都认为性欲是自然的。

在过去的农村地区，男性夜访女性或在节日庆典中寻求欢愉是司空见惯的。据法政大学第 19 任校长、研究江户文化的历史学家田中优子所述，很多时候这些行为甚至是女性主动提出的。在那个时代，无论男女，都能自由地享受性生活，这在某种程度上是令人羡慕的。

随着明治时代基督教文化的传入，"性"才开始被视为不道德的行为。

这一时期的价值观至今仍对日本社会产生着深远的影响。有趣的是，如果我们回溯历史，会发现当代的一些所谓常识与过去的传统并不相符。

在我看来，过于草率的性行为是不可取的，因为它会带来疾病和怀孕的风险，但我们也不必对性持有过于严格和刻板的态度。

不管怎么说，性和恋爱都会带来愉快的体验。事实上，会对异性动心的人更能保持年轻。

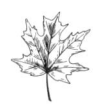

愉快的体验对激素平衡和大脑都有好处

万艾可真的对心脏不好吗

对男性来说，好不容易鼓起勇气邀请女性和自己共度春宵，却在关键时刻"掉链子"，无疑是一件令人沮丧的事情。

这种遗憾时有发生。

当男性在超过 75% 的性行为中无法达到或维持足够的勃起状态以完成性生活时，就会被诊断为勃起功能障碍。面对这种情况，即便尝试发生性行为，也有四分之三的概率以失败告终。

勃起功能障碍是男性更年期症状之一，如今也成为一项精神疾病的诊断标准。有人为此倍感烦恼，毕竟"男性的象征"失去了原有的功能，会带来巨大的失落感。

但是，我们也可以换个角度思考问题。

毫无疑问，勃起功能障碍是生殖器老化的信号，但如果一个人的性欲依旧旺盛，就表明他的雄性激素水平并未显著下降。

当雄性激素减少时，性欲自然会跟着消退。因此，无论是否被诊断为勃起功能障碍、生殖器能否勃起，男性都不必过于担忧。

因为还有万艾可等药物，可以帮助勃起功能障碍患者在性生活中恢复正常的勃起功能。

需要明确的是，万艾可并不能提高性欲，只是帮助患者勃起。如果一个人本身没有性欲，药效就无法得到发挥。

而且也不是吃了万艾可，人就会变得情绪高涨。因此，如果还有性欲，男性就应该感到欣慰。

顺便一提，似乎不少人认为万艾可对心脏不好。但最初研发这种药物就是为了治疗心脏病的，只不过人们后来发现它还能帮助生殖器勃起，于是副作用逐渐成了主要功效。

万艾可的升级版药物，如艾力达、希爱力，也被证实可以提升血管内皮功能和增加血管弹性，这也是人们最初对这类药物的期望。

不过，心脏病患者还是应该先咨询医生。如果用药不当或者与其他药物同时服用，可能会对身体造成危害。

我就认识一位大学教授，他本人也是一名医生。为了促进心血管健康，他每两天服用一次希爱力，以增加血管弹性，预防动脉粥样硬化。随着对这些药物认识的深入，这种做法可能会变得更加普遍。

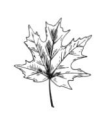

治疗勃起功能障碍的药物可以增加血管弹性

积极看待性生活

和西方国家相比,治疗勃起功能障碍的药物在日本的销量相当低。这一现象可能源于公众对"万艾可对心脏健康不利"的误解,以及对依赖药物维持性生活的消极态度。

激素替代疗法在日本同样未能广泛普及,这或许与日本人内心深处对顺应自然规律的执着有关。

但在我看来,**如果一个人想拥有性生活,那么接受适当的治疗和服用药物是明智的选择。**

对雄性激素分泌不足的男性来说,激素替代疗法也是一个不错的选择。

男性在采取激素替代疗法时,除了可以口服或注射药物,也可以将药物直接涂抹在阴囊或皮肤较薄的部位。这不仅有助于恢复性功能和提升性欲,恢复晨勃,雄性激素睾酮还能增强大脑的认知功能,让人头脑清醒、思维活跃。

如果觉得"都这把年纪了,就顺其自然吧",只是想维持现状，也没有错。但身体都是用进废退的，长此以往，人就一定会越发衰老。

有调查指出，在 60 岁以上的男性中，有 80%～90% 的人依然保有性欲。这就表明，那些在"思秋期"就过早认定自己已经老去的人，其实并不占多数。

还有研究认为，**不论男女，性欲旺盛的人比性欲低下的人更晚进入更年期**。原因就在于他们的激素水平能够更持久地保持平衡。

此外，也有报告称，每周射精两次的男性相比于每月仅射精一次的男性，患前列腺癌的风险更低。

不管怎么说，"性"已经不再是被视作罪恶或秘密的事物，而是成了享受生活、提升生活质量和加强男女之间交流的一种方式。

鉴于现代医学提供了如此多样的治疗选项，我们有理由以更积极的态度来面对性生活的相关问题。

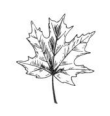

积极看待性生活是有益于健康的做法

警惕更年期抑郁症

我在前文中和大家介绍了如何维持体内的雄性激素和雌性激素水平，然而作为一名精神科医生，我认为最应该引起大家重视的，是激素平衡变化会导致抑郁症。

据日本厚生劳动省公布的"患者调查"数据，无论男女，抑郁症患者人数最多的年龄段都是40多岁和50多岁。

从前文的各年龄段自杀人数表中也能看出，40岁之后，自杀的人数显著增加。通常来说，五至八成的自杀案例与抑郁症有关。因此，在 40 岁以后远离抑郁症，是健康与长寿的关键。

40 岁以后的抑郁症与更年期综合征密切相关。

这是因为，性激素分泌减少容易引发自主神经功能失调。同时还有研究指出，抑郁症可能加剧更年期的症状。

在这个时期，社会和环境因素的巨大变化也会对个体产生影响。

例如，男性可能会晋升到管理岗位，需要面对更大的工作责任以及复杂的人际关系，尤其在成果主义和能力主义①盛行的工作环境中，精神压力可能会更大。

女性在这一时期可能会因为孩子考大学、求职而耗费大量精力，等到子女独自成家，又要适应家庭角色的转变，照顾年迈的父母……此外，职业女性还要面对与男性相同

---

① 成果主义看重员工对公司和部门的贡献度，业绩好的员工获得高工资。能力主义看重员工为达成企业目标所贡献的能力，知识和经验多、工作态度好的员工获得高工资。

的压力。

这些社会因素、环境因素交织在一起,加上"思秋期"带来的身心变化,自然容易诱发抑郁症。

抑郁症并非不治之症,但是一旦发病,人就会感到情绪低落。希望大家有所提防。

如果感到身体不适,就要多休息;遇到烦恼时,也不要一个人憋在心里,如果身边没有可以倾诉的对象,不妨求助于心理咨询师。

当然,也要调节自身激素平衡,从生理层面预防抑郁。

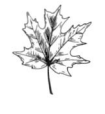

保持激素平衡有助于远离更年期抑郁症

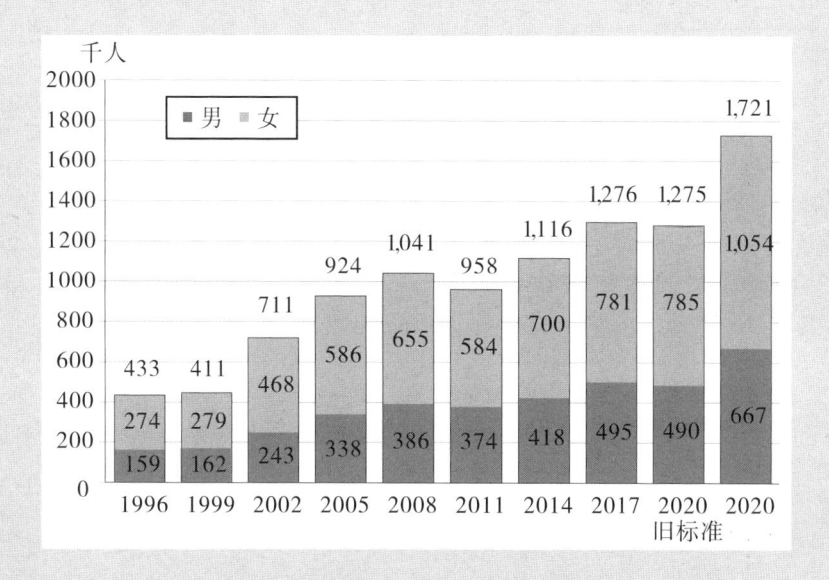

日本历年情感障碍患者总数

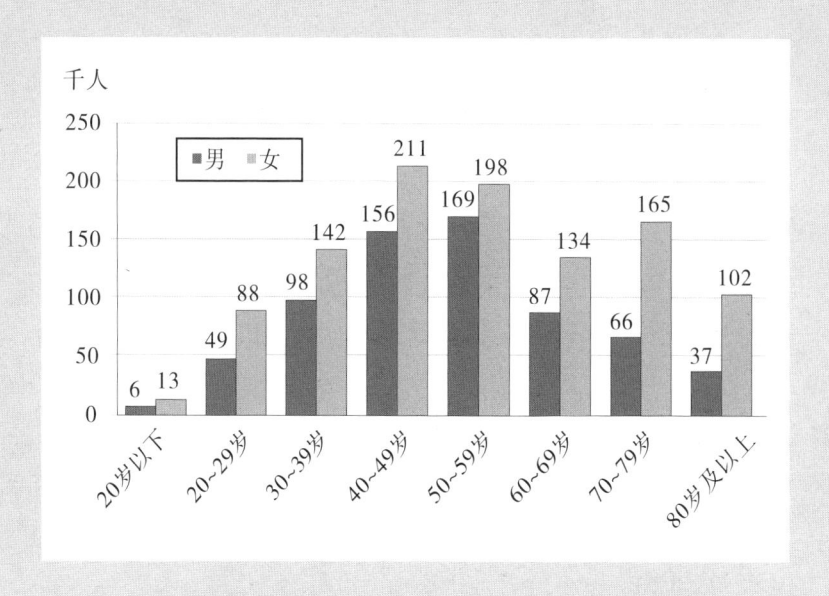

年份	男	女	总数
1996	159	274	433
1999	162	279	411
2002	243	468	711
2005	338	586	924
2008	386	655	1,041
2011	374	584	958
2014	418	700	1,116
2017	495	781	1,276
2020	490	785	1,275
2020（旧标准）	667	1,054	1,721

日本各年龄段情感障碍患者总数（2020年10月）

年龄段	男	女
20岁以下	6	13
20~29岁	49	88
30~39岁	98	142
40~49岁	156	211
50~59岁	169	198
60~69岁	87	134
70~79岁	66	165
80岁及以上	37	102

注：每年10月进行调查。情感障碍的患者总数，以抑郁症、双相障碍（躁郁症）的患者为主。患者总数包括调查当日未就诊，但平时定期就诊的患者。计算公式为：患者总数＝住院患者数＋初次就诊的外来患者数＋再次就诊的外来患者数×平均诊疗间隔×调整系数（6/7）。2011年的调查结果中不包括受"3·11日本地震"影响的宫城县（2008年数据为1.6万人）石卷医疗区、气仙沼医疗区和福岛县（2006年数据为1.9万人）的数据。

（数据来源：日本厚生劳动省"患者调查"）

性激素：男女大逆转

提不起精神的男性更年期

对男性来说，还有一种和抑郁症很像的病，希望能引起大家的注意。那就是男性迟发性性腺功能减退症（LOH）。

这种疾病是由雄性激素睾酮下降引起的，初期或许仅表现为精神不振，但随后可能发展为抑郁、失眠、肩痛、头痛、疲劳和肌无力等更为严重的症状，可被视为男性版的更年期综合征。

由于男性迟发性性腺功能减退症的症状很容易被视为正常的衰老现象，因此往往未能受到重视。然而，如果病情恶化，它将影响日常生活和工作，甚至可能并发抑郁症，是一种非常棘手的疾病。 当超过40岁的男性感到"每天都很累""身心俱疲"时，就该怀疑自己是不是患上这种病了。

睾酮这种雄性激素不仅可以维持性功能和肌肉水平，最近的研究显示，它还能影响大脑海马体的神经元突触，以及抑制内脏脂肪的积累、改善血管功能。

换言之，当睾酮减少时，大脑的认知功能会下降，人的抗压能力也会变弱。此外，由于睾酮减少后更容易积累内脏脂肪，男性会更易发福、胸部变得肥大，患上血管疾病的风险也会增加。

随着年龄的增长，男性体内的雄性激素会逐渐减少。此外，压力也会导致激素水平的进一步降低。

如果男性在40岁以后长期承受工作等方面的压力，就会陷入恶性循环：压力与年龄因素影响雄性激素分泌，使得抗压能力越来越差，这又导致激素水平进一步降低……

解决这一问题的最有效方法就是激素替代疗法。如果一个人已经出现类似抑郁症的症状，单纯采取抑郁症的治疗方法往往收效甚微，但激素替代疗法通常能得到显著的效果。

只要提高体内的雄性激素水平，就能缓解上述症状，可见激素对身心的影响确实很大。近年来，世界各国都给出了男性迟发性性腺功能减退症的治疗方案。

在日本，主要由泌尿科和男性更年期专科门诊负责这类治疗，不过并非所有泌尿科都提供该服务，就诊前需要提前做功课。如果你总是无精打采，建议找专家咨询，以免因过度劳累而引发抑郁症。

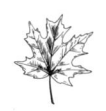

不要总归结于年龄，也要怀疑是不是男性更年期

为何中老年女性更有活力

顺便一提，女性体内也会分泌雄性激素，也会受到雄性激素的影响。

作用于女性体内的睾酮约为男性的三分之一。

不过，最近有研究指出，女性在经历更年期后，体内睾酮的分泌量可能会有所上升。

不知道大家有没有见过长胡子的老奶奶？

睾酮可以促进胡须、肌肉的生长，让男性更有男子气概。部分女性之所以会长出胡须，也是因为更年期后受雌性激素的影响较小、受睾酮的影响较大。

或许没有女性希望自己成为长胡子的老奶奶，但睾酮除了可以让胡须变得更浓密，还有许多其他效果，可以令女性受益。

首先是身体层面。睾酮可以帮助女性强化骨骼，提升肌肉量，预防内脏脂肪积累，改善身体平衡和增强运动能力。

其次是精神层面。它可以激发人的好奇心，鼓励女性探索新事物，提高领导力和理性判断能力，增强在各种竞技活动中的竞争意识。

睾酮在精神层面的作用尤为重要。中老年女性之所以比男性更有活力，大概也是这个原因。

古时候男性负责狩猎，正是由于睾酮可以让人变得更具攻击性。但同时，它也会提高人的积极性、好胜心、领导能力与抗压能力。

因此，虽说男女都会经历性激素分泌减少、大脑额叶老化、神经递质减少这一衰老过程，但进入老年期后睾酮对女性的影响更大，因此女性在这一过程中相对更容易保持活力。而且随着年龄的增长，女性会变得越来越强大。从某种意义上说，这对女性是有利的。此外也有人认为，积极的生活方式能预防抑郁症。

不过，女性体内的睾酮同样会因衰老而逐渐减少。为了维持健康的晚年生活，避免性激素的过早衰退，我将在后文中介绍一些有助于保持激素平衡的生活习惯，希望能为大家提供参考和帮助。

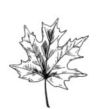

睾酮对女性也发挥着重要作用

男女都需要的雌性激素

女性体内有三分之一的雄性激素正在发挥作用，男性体内也存在着三分之一的雌性激素。

雌性激素除了能帮助女性塑造形体、控制生理期，还可以促进骨骼生长、改善大脑认知功能、让血管保持年轻。这些功能不仅对女性很重要，对男性同样重要。

随着年龄的增长，女性患骨质疏松症的风险显著增加，而男性的患病率则相对较低。

据估计，在 50 岁以上的女性人群中，每三人就有一人患骨质疏松症，发病率约为男性的 3 倍。

这一差异主要归因于女性在更年期后雌性激素分泌量的急剧减少，而男性的减少速度则相对缓慢。特别是雌二醇这种活性最强的雌性激素。有数据显示：55 岁时，男女体内的雌二醇含量相当；60 岁时，男性体内的雌二醇含量是女性的 2 倍。到了一定年纪，男女体内的雌性激素分泌量会发生逆转。这一点出乎很多人的意料。

正是因为雌性激素在维持骨骼健康方面发挥着重要作用，所以女性更容易患上骨质疏松症。

此外，也有报道指出，女性认知障碍的发病率是男性的 3 倍，这除了与女性普遍寿命较长有关外，也与雌性激素水平密切相关。**雌性激素水平较高的人群不易患上痴呆症。**

有研究指出，绝经前开始采取激素替代疗法的女性，患认知障碍的概率降低了 26%。但也有学者认为，老年女性补充激素反而容易出现痴呆。这一点需要我们特别关注。

雌性激素又被称为"美容激素",是女性保持美丽的秘诀。人们常说"恋爱中的女人最美",这的确是事实。雌性激素不仅可以帮助女性保持皮肤细腻、头发有光泽、眼睛明亮,还能减少阴道干涩、让人变得性感,是滋养身体的激素。

尽管有观点认为,身体持续分泌雌性激素可能会增加患乳腺癌的风险,但如果不到 45 岁就缺乏雌性激素,不仅会降低绝经后的生活质量,还可能影响寿命,增加患骨质疏松症及认知障碍的风险。

因此,在"思秋期"结束前让雌性激素维持在较高水平,对晚年的健康至关重要。

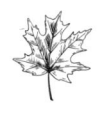

中年补充雌性激素,有益于晚年健康

促进激素分泌的方法

积极用脑，保持年轻与活力

我们应当如何防止性激素水平下降呢？目前还没有明确的医学解释。但以下几种方法已被证实相对有效，值得大家尝试。

积极用脑至关重要。一直以来，人们认为性激素（雄性激素、雌性激素）都是由性腺（睾丸、卵巢）分泌，再由血液输送到大脑的。但最近的研究表明，大脑中的海马体也可以独立合成性激素。

而且，**海马体独立合成的性激素浓度要比血液输送来的高 10 倍左右。**因此，增强海马体功能，促进性激素的分泌，是防止性激素水平下降的最有效手段。

海马体是大脑中负责记忆的区域，简单的数学运算、联想游戏或拼图游戏都可以将它激活。失恋、失败等负面情绪也会让它变得更加活跃。

不过，在面对负面情绪时，我们要积极应对和化解，这一点很关键。如果一直心情低落、整日闭门不出，海马体也会变得难以被激活。

外出旅行、听新音乐、看电影、品尝美食……要让自己置身于充满新鲜感的环境中。**保持年轻与活力，对海马体及性激素的分泌都有好处。**

顺便一提，与人交流也能激活海马体，但这不包括无意义的闲聊，要让思维碰撞出火花。

再说一句，不论是旅游、欣赏节目，还是吃饭，都属于快乐的体验，谈恋爱、性生活也一样。为什么这类体验会影响激素分泌呢？因为情绪状态与激素水平密切相关。当我们感到满足时，身体会分泌 5- 羟色胺；当我们充满干劲时，身体会分泌多巴胺。女性身心愉悦时会分泌雌性激素，男性想要和女孩约会时会分泌雄性激素。

相反，当我们感到压力时，身体会分泌皮质醇。这种激素会抑制其他所有激素的活性。

总之，保持每天心情愉悦、生活丰富多彩，有助于维持激素的正常分泌。不被琐事困扰，快乐地度过每一天，是延缓衰老、保持身心健康的关键所在。

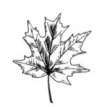

享受生活，可以改善激素分泌

男性吃洋葱，女性吃大豆

还有一件事值得关注，那就是**多吃促进激素分泌的食**

物。这样做不仅有益于健康，还能帮助我们多用脑，可谓一举两得。

那么，哪些营养成分能够为激素生成提供必要的原料呢？答案是胆固醇。不论是睾酮还是雌性激素，都是由胆固醇转化而来的。

此外，不知大家是否了解，大脑也是一个需要大量胆固醇的器官。大脑中的神经细胞周围存在着生物电流，为了避免漏电，需要绝缘体的存在，而神经细胞周围的脂质就承担了这一角色。

众所周知，**随着年龄的增长，胆固醇水平的下降可能会导致记忆力减退**，这也是上述原因造成的。如果对胆固醇的控制过于严格，可能会给大脑和健康带来负面影响。

通常来说，洋葱中的含硫氨基酸可以促进睾酮的分泌。有人曾做过这样一组实验：连续 4 个月给小白鼠喂食洋葱提取物后，其睾酮水平几乎翻了一倍。

不过，如果洋葱切开后放置一段时间，含硫氨基酸就会被洋葱内部的酶分解。酶不耐高温，因此建议在切开洋葱后尽快加热食用。

至于如何补充雌性激素，人们通常建议女性多吃大豆。这是因为大豆中所含的异黄酮与雌性激素的作用类似。

日本的豆制品丰富，从预防骨质疏松症和动脉粥样硬化的角度来说，建议绝经后的女性多食用豆制品。而且研究证明，在绝经后摄入大豆异黄酮，并不会增加患乳腺癌等疾病的风险。

另外，被称为"幸福激素"的5-羟色胺可以给人带来满足感、预防抑郁症，是大脑中一种非常重要的物质。当体内5-羟色胺含量较高时，雌性激素的分泌也会有所增加。

5-羟色胺是由一种叫作色氨酸的氨基酸产生的，而色氨酸来自蛋白质。从这个意义上来说，摄入富含优质蛋白质的大豆制品，也对维持激素平衡至关重要。

综上所述，合理饮食可以帮助我们维持激素平衡，保持青春活力。盲目追求降低胆固醇或许并非明智之举，反而可能对健康产生不利影响。

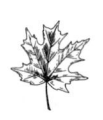

胆固醇对激素和大脑都很重要

主动做一个"思秋期新人"

在现代社会中,我们经常能够发现一些年龄与外表极不相符的人。

比如明石家秋刀鱼[1]和桑田佳祐[2],在我写作本书时都已经 67 岁了,吉永小百合甚至已经 78 岁了,但他们的外表和活力却让人难以相信他们的实际年龄。活跃在各个综艺

---

[1] 明石家秋刀鱼,日本落语家、搞笑艺人、演员、主持人,1955 年出生。
[2] 桑田佳祐,日本男歌手,1956 年出生。

节目里的黛薇夫人①则已是 83 岁高龄。

这些公众人物的外表比他们的实际年龄至少小了 10 岁,不了解的人甚至会误以为他们只有 50 多岁。

可以推测,他们一定从"思秋期"开始就保持着良好的激素平衡,所以看起来精力充沛,皮肤状态也不错,给人一种雄性激素、雌性激素都很充足的感觉。

我并不是要鼓励大家成为明星,而是希望大家知道:"思秋期"是提升自己的最后机会。即便我们没有像明星那样从小就生活在聚光灯下,仍然可以在"思秋期"进行自我改造和提升。

人们总是说高中新生、大学新生、职场新人……那么,为什么我们不能成为"思秋期新人"呢?

有些人在年轻时可能并不显眼,但进入"思秋期"后却变得充满魅力。他们曾经可能活在俊男靓女背后,平平

---

① 黛薇夫人,原名根本七保子,印度尼西亚前总统苏加诺的第四任妻子,1940 年出生。

无奇，但随着年龄的增长，却能始终保持青春与活力。这样的人自然会吸引异性的目光。

只要注重激素平衡，优雅地老去也不是梦想。

"思秋期"是人生的一个重要转折点。考虑到接下来的漫长人生，何不选择在这时闪亮登场呢？这可能是一项比年轻时更有价值的投资。

关键在于防止激素枯竭。无论是谈恋爱、享受美食、保持心情愉快，还是必要时采用激素替代疗法，都是保持激素平衡的有效方式。

一个充实的"思秋期"不仅关系到接下来的健康，更是迈向幸福晚年生活的基础。

因此，如何度过"思秋期"至关重要。

让我们摒弃"已经这把年纪了"或"没办法，我已经老了"这样的消极想法，积极把握最后的机会。

"思秋期"是改变自己的好时机

第 4 章

如何避免大脑老化

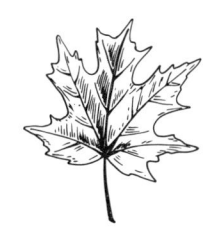

大脑的衰老从额叶开始

或许出乎很多人的意料，人的衰老始于情感，而非智力或体力。

总是忘事、一下子想不起别人叫什么、算数越来越慢等现象，通常被视为智力衰退的表现。

而不如以前跑得快、走路摇晃等，则被看作体力下降的标志。

与之相对，情感的衰老表现为情绪低落、缺乏干劲，比如不再有"让我试试""我会尽力"这样的态度。同时，情绪控制也变得困难，容易出现一生气就难以平复、哭个不停等情况。

一般来说，大部分人感受到衰老是从智力和体力下降开始的。

当你有过几次"咦，那个女明星叫什么来着""最近上下楼梯有点吃力啊"这样的经历，就会切实感受到"原来我也老了"。毕竟，记忆力、体力的衰退很容易被察觉。

然而，真正的衰老其实是从情感开始的。这是因为**在大脑中，和控制智力、体力的其他部位相比，掌管情感的额叶最先开始萎缩**。

人的大脑会随着年龄的增长逐渐萎缩，这是无法避免的生理现象。作为一名专业从事老年精神科诊疗的医生，我已看过几千张老年人的颅脑影像，所以可以肯定地告诉大家：每个人的大脑都会萎缩。

而大脑中最先表现出萎缩迹象的部位是额叶。这个过程往往从四五十岁开始。

尽管控制语言功能的颞叶也会出现一定程度的萎缩，但其功能相对保持完好。顶叶则是人在计算、拼图、做智力测试时会用到的部位，通常在 60～70 岁开始萎缩。至于主要负责记忆功能的海马体，大多数人的该部位会在 70 多岁以后开始萎缩，但很少有人出现明显萎缩。

我们可以观察到，有些作家 80 多岁了还在出版新书。由此可见，大脑中负责语言、计算功能的区域并不会随着年龄的增长出现明显衰退。只要没有认知障碍，语言功能通常不会受到年龄的影响。

换言之，**与智力、体力相比，我们更应该关注和预防的是额叶的衰老**。如果忽视了这一点，不论是大脑、身体、外表，还是上一章介绍过的激素平衡，其老化速度都会加快。

那么，应该如何防止情感衰老呢？我将在这一章和大家分享一些方法。

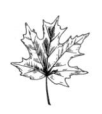

中老年人可能会无法抑制怒火与悲伤

避免千篇一律，积极应对新事物

额叶，这个位于大脑前部的关键区域，承担着思维、动机、情感、性格、理性等重要功能。

简单来说，人们尝试新事物的意愿、创造新事物的想法、对不同价值观的接受程度、适应新环境的能力、情绪转换等能力，都是由额叶控制的。

说到情感，人们通常会联想到哭、笑、愤怒等原始的情绪反应，但其实额叶处理的是更细腻、更微妙的情绪，并会在此基础上做出复杂的判断。

哭、笑、愤怒等原始的情绪反应是由大脑边缘系统控制的，通常不会随年龄的增长而衰退。即便是大脑萎缩到一定程度的认知障碍患者，开心时也会大笑、心烦时也会愤怒。这都是很自然的反应。

而额叶控制的则是更复杂的情感，进一步由此影响人的行为，因此，人们很难察觉额叶的老化。这也是额叶老化的一个显著特点。

举个例子，**当额叶老化时，人应对新事物的能力会下降**。当你被调到一个全新的工作岗位，或者公司引入了一套和过去截然不同的制度时，如果你的额叶无法有效应对这些变化，你就可能会感到迷茫和不安。

然而，对于日常重复性的工作，即使额叶功能有所退化，人们通常也能够继续胜任。

会计可以继续财务工作，行政人员也能继续处理日常事务。他们可以毫无障碍地起草文件、计算数据，遇到问题时，也能像过去一样顺利解决。额叶功能的退化并不会影响他们轻松完成一直以来的工作。

所以，只要生活按部就班，人们就很难察觉到额叶的老化。而且对四五十岁的人来说，他们本身年纪不大，就更不会怀疑自己的大脑已经开始衰老了。

然而，**如果什么都不做，额叶的老化会加剧**，过不了多久，就会变得无法应对突发事件或新事物，从而逐渐失去积极性和好奇心。如此一来，人们的生活也会受限：不愿意离开家门去新的地方走走，对品尝新美食提不起兴致，不想接受新的意见，面对突发事件时也无法临机应变……长此以往，个人魅力就会大打折扣。

或许有些人还年轻，但已经有了上述感受。不过也不用太担心，因为仍有挽救的机会。

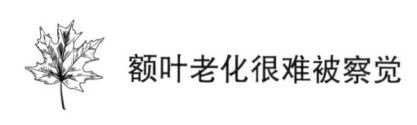

额叶老化很难被察觉

为什么数学家的"保质期"只到 40 岁

人们总说，数学家 40 岁以后就无法破解难题了。这也与额叶的老化有关。

随着年龄的增长，尤其是过了 40 岁之后，大脑额叶功能开始衰退，人们就会变得很难产生新的想法，面对难题，也无法像过去那样采取灵活的方式加以解决。如果一位数学家没有在此之前取得重大突破，余生便很可能碌碌无为。

即便一些数学家30多岁时已有新发现，他们在40岁以后的工作质量也可能大不如前。这时他们大概会将工作重心转移到培养后辈、撰写大众科普书籍上。

就连数学家这种每天用脑的人，也难逃40岁以后额叶功能衰退的自然规律，更不用说我们这些用脑程度远不及他们的普通人了。

然而，例外总是存在的。有些数学家即使过了40岁，依然能够取得开创性的历史突破。

比如，安德鲁·怀尔斯（Andrew Wiles）就是在1995年，也就是他42岁时，证明了费马大定理。此前360年间，无数天才尝试证明这个定理，却无人成功。望月新一也是在2012年、他43岁时发表论文，证明了被称为现代数学最难问题之一的"ABC猜想"。

这些数学家的额叶功能显然并未衰退，甚至可能比年轻人更加活跃。要实现历史性突破，就需要创新性思维和独到的见解，所以他们的额叶不可能已经开始萎缩。

事实上，当额叶开始萎缩，人就会失去积极性，根本不愿意挑战世界难题了。

如果放任不管，额叶就会老化，但是，也有办法令其保持年轻。

不必取得什么历史性突破，只是要让额叶保持稍微年轻一些的状态。这么一想，也不是特别困难的事吧？

我们要做的，就是在额叶完全老化、丧失积极性之前，不断挑战新事物，不断刺激它。

寻找新的乐趣与喜悦，追求让人心潮澎湃的刺激体验，不给额叶老化的机会。这就是最好的办法。

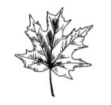

在额叶老化之前，挑战新事物

衰老始于情感，而不是体力和智力

谈及衰老，许多人的第一反应可能是身体上的不便，比如行动迟缓。

然而，**当代老年人的基本身体能力其实并没有比年轻人逊色太多**，这一事实可能会让不少人感到意外。

当然，这并不意味着他们还能像 20 岁时那样健步如飞或轻松完成后空翻。

但在一些基本功能，如以正常速度行走或保持最大摄氧量上，老年人几乎和年轻人没有差别。

有人曾针对老年人的日常生活活动能力做过调查。据《东京老年人生活实际状况报告》显示，在65~69岁的人群中，"能够独立行走"的人占总人数的96.5%；在75~79岁的人群中，也有91.7%的男性和87.5%的女性给出了同样的答案。可见，老年人的步行能力并没有退化。

当人们在进行骑自行车爬坡之类的高强度运动时，最终可能因氧气供应不足而力竭，感觉"完全骑不动了"，此时身体每分钟的最大氧气吸收量就是最大摄氧量。同年轻人相比，老年人的最大摄氧量也并无明显差异。

如果一个人什么也不做，随着年龄的增长，身体指标就一定会下降。但如果保持一定的运动量，就算上了年纪，也能维持和年轻时差不多的水平。

因此，步行、爬楼梯、骑自行车等基本能力并不会因年龄的增长而大幅下降。

相反，正如我在前文中介绍过的，情感却会从年轻时便开始无形地衰老。

换言之，人的衰老源自情感的衰老，体力和智力的衰老并没有我们想象中那么严重。**只要不让情感衰老，就能在很大程度上保持年轻**。顺便一提，当情感衰老时，人会失去积极性，不愿活动身体，也不想动脑，同样会引发体力和智力的衰老。

事实上，一旦情感衰老，人就会变得老态龙钟。

随着大脑额叶功能的下降，人会失去积极性、不愿挑战新事物，这些都会反映在表情和姿态上。

这样的人不再重视穿衣打扮，不愿意为了维持体型、保持形象而劳心费神，因此会比真实年龄看起来更加衰老。

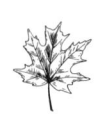

即便上了年纪，基本活动能力也不会大幅下降

一旦停下，再难开始

我在前文中提到过，当一个人失去了积极性，就会变得不愿意动脑，也不想活动身体。此外，还有一点希望大家注意，那就是**上了年纪以后，无论是身体器官还是大脑，越不用，退化得就越快**。

一个年轻人因为骨折躺了一个月，拆掉石膏后的第二天就能恢复行走。虽然体力多少有些下降，但绝不至于就此卧床。

相比之下，老年人一旦遭遇骨折或者感冒，在床上躺一个月，可能就很难再次站起来了。他们需要经过更长时间的康复治疗才能恢复行走能力。最糟糕的情况是，明明身体还不错，却连起身都变得困难，最终长期卧床。

大脑也是如此。年轻人即使长时间卧床，也不会因此变得头脑不清醒。

但同样的事发生在老年人身上，就会让他们一下子变糊涂。只是感冒长期未愈或摔倒后卧床一两周，他们的大脑可能就会开始萎缩，导致认知功能迅速下降。

性功能的退化同样遵循这一规律。随着年龄的增长，越不用，退化得就越厉害。

这种因缺乏活动而导致的身体机能衰退现象被称为废用综合征，近来也被称作"生活不活跃病"。

虽然这一症状不仅限于老年人，但他们确实更容易患病，且退化的速度更快，想要恢复也需要更长的时间。

这就是年轻人与老年人之间最大的区别：**尽管老年人的基本身体能力、智力与年轻人相差无几，但一旦他们停止使用大脑或不再进行身体活动，各项机能就会在短时间内大幅下降。**

因此，越是上了年纪的人，越需要"不断使用"。

当大脑额叶开始萎缩时，人会变得缺乏积极性。如果出现这种情况，就要鼓励自己尝试新事物。

不过，也没有必要把这件事想得太复杂。例如，旅行就是一种简单的活动。尽管在出发前可能会觉得有些麻烦，但一旦踏上旅程，你很可能会享受到其中的乐趣。

当你强迫自己去做某件事情时，大脑的额叶会受到刺激，从而激发动力。在这个过程中，你可能会萌生新的想法，进而继续刺激额叶。如此一来，就能进入良性循环了。

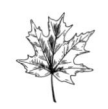

虽然有些麻烦，但只要行动起来，就能刺激额叶

运动一定有益健康吗

如今，全世界普遍认同这样一个观点：运动有益健康。

这句话当然没错，但**在我看来，这里的"运动"指的是走路、坐下、做家务等日常活动，而非特定的体育运动。**

我之所以这么说，是因为不合适的体育运动有时反而会对身体造成严重伤害。

人需要氧气来维持正常的生命活动。氧气进入身体后，参与糖类、脂肪的代谢，再释放出能量。

但是，如果氧气在消耗的过程中"燃烧"得不彻底，就会产生一种非常不稳定的物质——自由基。自由基是含有一个不成对电子的原子团，很容易和其他物质发生反应。呼吸、紫外线照射产生的自由基也被称为活性氧。

为了寻求自身的稳定，自由基会从周围的物质中夺取电子，如果这种反应发生在人体内，就会对各种细胞造成伤害。一般来说，这是导致衰老的原因之一。

由于人的生存离不开氧气，我们无法避免在呼吸过程中产生自由基。这也就意味着，氧气在维持生命的同时，也可能导致身体"生锈"。

在日常生活中，自由基几乎是无处不在的。那么，当我们进行剧烈运动时又会怎样呢？答案是，会产生更多的自由基。

从结果上看，**剧烈运动可能会让身体"生锈"，这是导致衰老的主要原因之一**。这也是为什么我们常常听说，那些进行高强度训练的运动员，往往伤病累累。

如果你想参加体育活动，最好把它当成一种爱好，而不要为了追求健康而勉强自己。

把运动当爱好的好处很多。运动可以让人感到神清气爽，还能缓解压力、增强体质。

虽然长时间不活动会导致废用综合征，但如果仅仅是出于健康考虑而强迫自己运动，却有可能适得其反。因此我认为，在避免产生大量自由基的前提下，适度增加日常活动量就足够了。

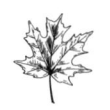

走路、坐下、做家务之类的运动就足够了

爱动脑的人更年轻

进入"思秋期"后,对运动的选择应当更加谨慎。

我们的身体是不会任由自由基破坏其他细胞的,会产生一些酶与之对抗。

比如超氧化物歧化酶、过氧化物酶、过氧化氢酶等,都可以减少自由基对人体的伤害。

如果身体能产生足够的抗氧化物质,同时更多地摄入可以对抗自由基的营养物质,那么自由基也并不是特别可怕。

然而，随着年龄的增长，这些酶会不断减少。这也是我不建议老年人多运动的原因。

如果你把运动当成爱好，那么最好多吃一些具有抗氧化功能的营养物质，以弥补酶的缺失。

比如维生素C、维生素E、氨基酸、牛磺酸、锌、硒等。这些物质可以让自由基稳定下来，减少对人体的伤害。

当然，对不喜欢运动的人来说，多摄入上述营养素，也能防止身体"生锈"。

此外，对步入"思秋期"的人来说，与其专注运动，不如多动脑。

我认识很多文化人，其中不乏小说家。从他们身上，我能感受到，**经常动脑思考的人一般会看起来比较年轻**。

如果只是锻炼身体，当额叶老化时，外表也会变得苍老。人会丧失积极性，最终演变成强迫自己去运动。

相反，假如额叶保持年轻，人就会充满动力，做些运动也不是难事。整个人容光焕发，享受做各种事情的乐趣。

值得一提的是，很多小说家的生活方式并不健康：他们整日待在书房里，不运动，生活不规律；喜欢抽烟的烟不离手，喜欢美酒和美食的也没什么节制。可这些人看起来反而比较年轻，非常不可思议。

究其原因，我认为是由于他们的额叶没有老化，所以生活更为充实。而生活充实了，就能刺激额叶继续保持年轻。

顺便一提，都说香烟有百害而无一利，但其实"一利"至少是有的。

有数据显示，抽烟者的自杀率较低。

这是因为香烟中的尼古丁会促进多巴胺的分泌。多巴胺可以稳定情绪、提高积极性。

抽烟会持续释放多巴胺，给人带来快乐，所以这些人不容易得抑郁症。

再说一句题外话，赌博也能促进多巴胺的分泌。但由于大脑难以抵抗来自多巴胺的快乐，抽烟、赌博很容易上瘾。当额叶老化时，更容易产生依赖性，因此中老年人需要格外注意。

此外，香烟的危害也不容忽视。

香烟具有致癌性，抽烟者患动脉粥样硬化、肺气肿等严重疾病的比例明显上升。而且，**抽烟同样会产生自由基**。

有研究指出，对六七十岁的人来说，继续抽烟还是选择戒烟，对生存率的影响不大。我们不知道这是因为这些老年抽烟者的身体对香烟产生了抗性，还是由于存在某种独特的基因。

问题是不到 60 岁的人。年龄越小，抽烟的风险越高。如果你想抽烟，最好三思而后行。

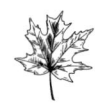

上了年纪，要多吃抗氧化食物对抗自由基

活到老，学到老

我在前文中反复强调"思秋期"要多动脑，这可能让一些读者感到困惑：具体该怎么做呢？

依我之见，**一个人在"思秋期"后能否继续坚持学习，将直接影响其后半生**。

目前还没有医学数据能够支持"不断学习有助于预防认知障碍"这一观点。毕竟，一些知名学者、小说家，甚至像里根、撒切尔这样鼎鼎有名的政治家，也都未能幸免于阿尔茨海默病的困扰。

然而，还有一些人尽管没有确诊认知障碍，却表现出了类似的症状。这种情况是可以通过不断学习来预防的。我在浴风会医院工作期间，曾接触过很多脑部解剖的案例。有些人生前看似糊涂，但大脑实际上并没有发生太大变化。可能是因为他们平时缺乏思考，导致了所谓的废用综合征，使得大脑功能退化，所以看起来像是患上了认知障碍。

实际上，我还见过很多认知障碍患者因为坚持动脑，在一定程度上延缓了病情的发展。认知障碍往往会削弱人的积极性，如果不加以干预，人就会越来越不愿意思考，进而变得更加糊涂。

据推测，**即便大脑出现了阿尔茨海默病型病变，频繁的脑部活动也能延缓发病时间。**轻度认知障碍是处于正常衰老和认知障碍中间的一种状态，对这样的患者来说，进行更多脑力活动能有效控制病情的发展。我们虽然无法预防阿尔茨海默病型脑部病变，但可以通过脑部训练，延缓认知障碍的发生和发展。

此外，一项在阿姆斯特丹郊区进行的居民调查显示，对55岁以上的人来说，保持思维敏捷可以提高晚年的生存率。

总之，**不断学习是长寿与保持大脑健康的秘诀**。

此外，在"思秋期"坚持学习，也能让自己的事业更上一层楼。比如，只是学习一些管理技能，就能让你在公司里更具竞争力。如果再取得一些资格证书，退休后的生活也会多一份保障。

弗洛伊德82岁时还在坚持研究,我曾留学过的美国精神医学院的创始人卡尔·门林格尔(Carl Menninger)则一直工作到96岁。他们在如此高龄仍能继续从事精神分析工作。对老年人来说,获得临床心理学家资格、从事心理学相关工作,可能是一个不错的选择。在我就读的学院里,就有许多正值"思秋期"的研究生,甚至还有些已经退休的人。

不仅如此,你还可以探寻历史遗迹、研究古典文献、学习信息技术……把学习当成终生的乐趣。即便退休,生活也可以毫不乏味,在享受乐趣的同时享受人生,甚至还能赢得年轻人的尊重。

将学习视为一生的挚友,才是"思秋期"的生存之道。

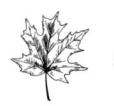

学习使人长寿,让人活得更有价值

要输出，不要输入

曾经，我与已故的《思考的整理学》作者外山滋比古交谈。他说了一句"退休后不要学习"，让我感到非常惊讶。

不过，外山先生的意思并非字面上的"不要学习"，而是"不要再往大脑里灌输新东西了"。**退休后，人们应该停止输入型学习，比如通过读书获取新知识，而是要更多地分享和传播已有的知识与见解，要多思考，形成自己的观点。**

事实上，我完全同意他的说法。

原因之一在于，随着年龄的增长，人们会越来越记不住新东西。这种情况在进入"思秋期"之前就开始了。因此，假如一个中年人要考取资格证书，那么在备考时，与其一门心思背教材、背术语，不如多做历年考题，通过输出训练找出重点、强化记忆。这样的学习方法可能更适合中年人的大脑。**年龄越大、生活阅历越丰富的人，理解能力也会越强，因此更适合注重输出、理解的学习方式。**

目前的主流观点认为：人不会真正遗忘信息，只是慢慢地"想不起来了"。当你时隔多年重访旧地，会看着街景感慨"啊，原来我还记得"。这些风景其实早已刻入脑海，只不过是你在重新看到它们之前，想不起来罢了。

随着年龄的增长，脑海中积累的不必要信息越来越多，这可能导致我们忘记一些久未联系的朋友的名字。但如果是经常挂在嘴边的名字，我们一定不会想不起来。

这就说明，**人不容易忘记总是在输出的信息。**

我写过很多书、举办过很多场讲座，人们总说我知识渊博。可事实上，正是因为写过很多书，我才能记住并输出很多内容。

进入"思秋期"以后，与其记忆新东西，不如积极地将自己的人生经验、已经掌握的知识分享出去。这样不仅能使自己的知识脉络更加清晰，还更容易赢得周围人的尊重。一个人的内在固然重要，但只有表达出来，才能获得他人的认可。

如今，供人们表达观点的工具越来越多了，即便不能出书，也可以写一写博客。

在"思秋期"之后，学习应更多地侧重于输出。

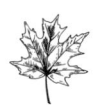

和知识渊博的人相比，善于表达的人更聪明

博闻广记不如独立思考

那么，我们应该如何有效地进行输出呢？

单纯卖弄学问是不够的。现学现卖很可能遭人嘲笑，尤其是在互联网时代，人们可以轻松地查找到相关信息，而不必听你介绍。

进入"思秋期"后，不能盲目地相信媒体报道，也不能囫囵吞枣地读书。**我们应该保持怀疑的态度，尝试找出数字背后的真实证据，加以分析，不断思考，提出具有原创性的观点。**因为当你办完退休手续、离开工作岗位之后，可能就会被别人当成"不起眼的老家伙"。这时,个人独到的见解就显得尤为重要。

举个例子,大家都知道,日元贬值能刺激经济发展。

那么,究竟有多少人能从日元贬值中受益?我们不妨思考一下。

和过去相比,从事制造业的人正在不断减少,如今已不足1000万人。其中从事出口行业或作为承包商的人大概还不到一半。如果日元贬值,这些人或许能获得更多的报酬。但也有人恰恰相反,也许要遭受损失。比如,在餐饮行业工作的人。由于日元贬值、原材料进口价格上涨,如果不提高菜品的价格,他们的工资或许就会受到影响。所以从总体上看,日元贬值可能会导致更多人遭受损失。

如果能经常换个角度思考问题,别人至少会觉得你与众不同、没有徒增年纪。通过简单的思考和调查,一个人就能获得不少新知识。尽管总是和别人观点不同可能会惹人嫌,但也可能会让人觉得你很有趣。

在这个信息获取渠道极其丰富的时代，单纯的博学已经没有太多价值了。因此，**将知识转换为自己的思考才是更有意义的**。过去，人们尊重长者是因为他们知识渊博。而现在，思想家更受推崇。

我在前文中反复强调，一旦大脑额叶老化，人的思维就会固化，不愿挑战新事物。但假如像我刚才说的那样，经常有一些与众不同的想法，也能不断刺激额叶，预防衰老。

或许很多人不知道，在西方，提出问题的人比解决问题的人更受推崇。不少诺贝尔奖获得者都是提出大胆假设的人，而非加以证明的人。汤川秀树[①]只是预言了介子的存在，并没有证明它。益川敏英[②]获得诺贝尔奖也是因为预言了 6 种夸克的存在。据说他从年轻时就被戏称为"执拗的益川"。

---

① 汤川秀树，日本著名物理学家，1949 年获得诺贝尔物理学奖，是第一个获得诺贝尔奖的日本人。
② 益川敏英，日本著名物理学家，2008 年获得诺贝尔物理学奖。

与其卖弄学问，不如成为一个善于思考、有独到见解、能够提出假说的人。这样的人生不仅更有趣，也能让你保持年轻。

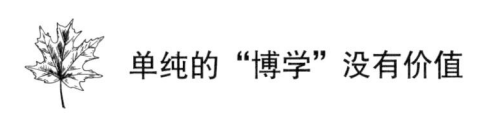

单纯的"博学"没有价值

避免成为"倔老头儿"

我们再回到与性激素有关的话题上。男性步入中年后，由于激素平衡发生变化，会逐渐展现出更多女性化的特征。过去，从社会结构的角度来说，人们其实乐于看到这种现象的发生。

这是因为，过去的男性通常会在40岁左右开始担任管理职位。随着男性特征逐渐消失、雌性激素相对增加，他们便可以像"妈妈"一样照顾下属，从而更好地管理团队。

随着雄性激素减少，男性对升职的渴望不再像年轻时那样强烈，也不会一个劲儿地强调"我觉得""我认为"。他可以不戴有色眼镜地看待女性下属，倾听每个人的想法，站在对方的角度思考问题，表现出"嗯，我明白你想说什么"的态度。

这样的人或许当不了做事雷厉风行、处处展示领导才能的"优秀"上司，但对公司来说，踏实稳重、让人感到安心的管理者也是不可或缺的。

然而，随着能力主义、成果主义的兴起，这样的现象或许越来越少了。但只要那些"还没到年龄就已经枯萎了"的人对自己的定位感到满意，也不见得会被公司轻易放弃。

不过，想要成为"妈妈"一般的管理者，就必须保证额叶没有老化。因为额叶一旦老化，控制情绪的能力也会下降。

换句话说，**额叶功能良好的人更擅长倾听；相反，额叶功能不佳的人则不愿意接受不同意见。**他们坚持己见、不容反驳，是别人眼中的"老顽固"。

如果这种情况继续发展，一些人可能会变成难以相处的"倔老头儿"。他们只考虑自己的感受，在政府机构怒斥工作人员，或者无端在银行、医院的窗口大吵大闹。明明这个年纪的人应该最知分寸、最讲道理，但他们却会做出上述无理取闹的行为。

尽管人们普遍认为，丰富的阅历会让一个人变得成熟，但并非每个人都如此。换言之，年龄越大的人越需要控制情绪。否则随着额叶的老化，便无法成为受人敬仰的长辈了。

所以，为了避免成为情绪失控的倔老头儿，我们现在就应该开始采取行动。

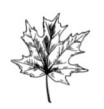

额叶老化会让人不愿意接受别人的意见

大脑退化会让人失去耐心

认知障碍患者往往缺乏耐心，有时甚至到了令人吃惊的程度。

虽说他们的大脑已经糊涂了，这也是没有办法的事，但很多时候，别人帮他们换尿布、穿衣服，只要稍有不周，他们就会发火，甚至拳打脚踢。

我曾多次目睹过这样的场景。这让我一方面深知护理人员的不易，另一方面也切身感受到：**当大脑功能退化时，人会逐渐失去耐心**。一个情绪失控的人，不论是对自己还是对他人来说，都是不小的麻烦。

当额叶功能严重受损时，患者可能会出现持续言语现象。轻度的持续言语患者无法灵活转换思维与情绪，这也是导致他们情绪失控的原因之一。

我在前文中简单介绍过，比如，当你问一名患者"今天几号"，他会回答"2023年7月28日"。这时如果你继续问"你是哪一天出生的",他依然会回答"2023 年 7 月 28 日"。这种现象就叫作持续言语。

患者能够回答出第一个问题,说明他并没有完全丧失理解能力。能记住不断变化的日期,也说明他有一定的记忆力。但在被问及第二个问题时,患者却给出了同样的答案。这说明他在回答完第一个问题后,没能及时切换大脑里的开关,无法更改答案。

上面的例子或许不太好理解,但大家或许有过如下经验:有人只要一开始生气就停不下来,或者一旦情绪低落就会一直消沉下去。这也被认为是情绪上的持续症。像这样,当情绪越来越难以控制时,就要提高警惕,说不定此人已经出现持续症的早期症状了。如果任其发展下去,情绪的转换开关也会越来越不灵敏。

随着年龄的增长,大脑功能会逐渐退化,当退化到一定程度时,可能会导致认知障碍。这一过程的第一步,正是开始于四五十岁时的额叶萎缩。

在与认知障碍患者接触时，我们通常会遇到如下几个问题：他们容易情绪化、不易沟通，而且难以理解周围人的感受。这些功能都是由大脑额叶控制的。

我们不能仗着自己还年轻，就忽视对大脑健康的保护。从预防阿尔茨海默病的角度来说，也应尽早采取措施，防止额叶老化。

额叶老化是走向衰老与认知障碍的第一步

额叶老化，情商也会下降

当人们步入 40 岁的门槛后，往往会开始承担管理职责，未来可能还会晋升为副主管或主管。在这样的职业发展阶段，情商（EQ）显得尤为重要。

情商是由美国耶鲁大学的彼得·萨洛维（Peter Salovey）和新罕布什尔大学的约翰·迈耶（John Mayer）共同提出的概念，代表了一种无法用智商（IQ）来衡量的新型智力。

心理学家兼商务顾问丹尼尔·戈尔曼（Daniel Goleman）曾出版《情商》一书，在全球范围内引发了人们对情商的广泛关注。这本书的日文版也一度跻身畅销书排行榜，很多日本人大概就是通过这本书知道了"EQ"这个词。

提出这一概念的两位教授认为，情商包含以下 5 个主要方面：

- 了解自身情绪
- 管理情绪
- 自我激励
- 识别他人情绪
- 处理人际关系

换句话说，**情商衡量的是一种能够分析、控制自己的情绪，并识别他人情绪的能力**。在人类社会中，要拥有这样的能力看似简单，实则很难。

一个人即使智商再高，如果情商很低，也无法处理好人际关系。假如他搞不清自己的真实想法，不懂得为他人着想，不会根据对方的意思采取相应的行动，就只能在社交活动中频繁遭遇挫折。

如果一个人想在商业上有所作为，情商也是必不可少的。特别是在管理方面，无论是鼓励员工努力工作、提升团队协作力，还是培养人才，都需要一定的情商。毕竟，没有人愿意跟随一个以自我为中心的领导。

对 40 多岁的人来说，这项能力尤其重要，因为人们在这个年龄往往刚走上管理岗位。但问题在于，对人来说十分重要的情商偏偏会从这时开始下降。

丹尼尔·戈尔曼认为，**在 40 岁之前，人的情商会持续上升，但如果之后放任不管，就会开始下降。**

也就是说，情商会在人们 40 多岁时达到巅峰，如果想要继续维持这一水平，就必须做出一定的努力。

在《情商》一书的开篇，丹尼尔·戈尔曼曾举例表示，情绪控制与额叶关系密切。

由于人的额叶 40 岁后开始萎缩，所以我们不难想到，情商也可能随之下降。

大脑额叶不仅关系到一个人的积极性、兴趣和情绪，在人际交往，比如建立和谐的人际关系、提升个人魅力等方面也发挥着重要作用。

谁都不愿意老了之后被下属讨厌、被儿女疏远吧？

但遗憾的是，**随着额叶功能的退化，想要招人喜欢成了一件难事。**

大脑老化是一种自然规律，任何人都无法违背。但我们也见过一些老人，生活充实、受人敬仰。因此，尽量延缓大脑老化、维持其功能并非完全不可能。

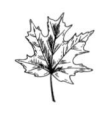

想要成为一个有魅力的人，就必须维持额叶功能！

让额叶保持好状态的方法

培养批判性思维

下面,我将向大家介绍,在日常生活中应该留意哪些事,才能让额叶保持好状态。

从很久之前开始,我就大力推荐"尝试扮演律师"这一方法,这种思维训练可以帮助我们保持额叶活力。

当然,这并不是要大家从现在开始准备司法考试,立志成为一名律师，而是鼓励大家尝试站在律师的角度，去分析电视、报纸上的新闻报道或社会事件。

如果能够为公众眼中的"恶人"辩护，就最好不过了。

"大家都在指责这个人，就没人能帮帮他吗？""报道说这个人是罪犯，可事实果真如此吗？"……你可以像这样，尝试用自己的方式，从不同的角度思考问题。或者你也可以试着找一找，这个人身上是否还有值得同情的地方。

即便是身边的小事，也可以成为训练素材，比如："隔壁阿姨总在说她儿媳妇的坏话，但那个女孩真是那样的人吗？"

我们接收到的信息往往是经过筛选的。

尤其是媒体发布的消息，更应该引起人们的警惕。有些人在听到个别言论时，会认为"这不过是他自己的想法"，听听也就罢了，但在面对来自媒体的消息时，却难以做出甄别，因为他们认为"媒体是公平的""既然报道出来了,那就一定是真的"。

举个例子,媒体曾经大肆批评日本的救济金问题。日本著名搞笑艺人的母亲被曝光连续 15 年领取最低生活保障金,这一事件引发了公众对日本社会保障制度的广泛批评。

许多人在看到报道后,可能会对名人家属领取救济金的行为感到不满,甚至在私下里指责:"领取救济金实在是太不像话了!""花着纳税人的钱,应该生活得更节制一些。"

然而,就在这一事件发生不久前,还有学者指出:"最低生活保障金的实际领取率只有 20%。""和其他发达国家相比,日本的社会保障金支出实在太少了。"

然而在该事件曝光后,批评的声浪迅速高涨。风向之所以转得这么快,可能是因为艺人的新闻更具话题性。

上述案例告诉我们,即便是媒体公布的消息,也很容易具有引导性。**哪怕是同一件事,只是看待问题的角度不**

同，就可能出现截然不同的观点。

如果没有意识到这一点，一直被过滤后的信息裹挟，随着年龄的增长，我们可能变得只会从一个角度看待问题，无法接受不同的意见和反对的声音，最终变成一个"老顽固"。

所以，趁着大脑还年轻，要积极广泛地听取不同的意见和声音。

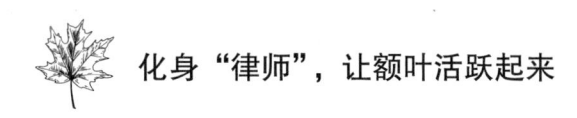

化身"律师"，让额叶活跃起来

接触不同的观点和角度

媒体有时令人头疼。因为不少人坚信"媒体是公平的""既然报道出来了，那就一定是真的"，从而在不经意间受到过滤后的信息的影响。

从救济金的例子也能看出，将片面的信息当成事情的全貌，是一件非常危险的事。

所以我们不妨试着思考：自己接触到的信息是否存在漏洞？如果站在对方的角度，又会得出怎样的结论？我所说的"扮演律师"指的就是这个。

不受媒体的主观引导，保持独立思考的习惯，有助于我们做出相对客观的判断。

当然，更重要的是让大脑始终保持活跃。

还有一点值得大家注意，那就是在这个过程中，你是真的在思考，还是自以为在思考。

如果缺乏批判精神，只是盲目接受媒体的观点，就不能说是真正思考过。

当然，不可否认，也会有即使经过深思熟虑，却依然赞同媒体说法的时候。只是想要得出这个结论，必须经过自己的检验过程：另一方的人是怎么想的呢？媒体是如何加以引导的？

如果缺少上述环节，就不能算是自己的思考。事实上，不少人未经检验，直接得出结论，结果就会落入思维陷阱。

让额叶保持年轻的最好办法就是不断使用它。只是觉得自己思考过，其实根本没动脑，是没有意义的。

在发表自己的观点时，我们要时刻留意，这是否真的是自己的想法，又或者我们只是别人的传声筒。

如果不想以后变成"老顽固"，就必须从现在开始进行训练。

扮演律师的另一个好处，是可以锻炼换位思考的能力。从不同的角度看待事物，不仅能提高情商，还有助于工作的开展和人际交往。

对于媒体的报道、周围人的看法，我们不应该全盘接受，而是要抱着"果真如此吗"的怀疑态度，这样才能逐渐培养出"律师式"的思考方式。

最后，还有一个问题值得大家关注，那就是随着年龄的增长，人们会越来越难以接受与自己观点不同的意见。

例如，左翼人士可能只接受左翼观点，保守派人士则坚持保守派的论调。

这种做法并不能帮助我们锻炼大脑。

当一个人看到或者听到的信息与自己的想法不谋而合时，就不必花费太多精力去理解对方，也不会感到惊讶。这样是无法激活额叶的。

出于这个原因，我建议大家多阅读和自己观点相悖的人写的书。

比如，平常读《正论》月刊的人可以多看看《世界》杂志，认为自己是左翼进步派的人不妨去读《WiLL》月刊[1]。

尽管有些内容或许会让你火冒三丈，但**接触与自身想**

---

[1] 上述均为日本政治、社会类杂志，《正论》《WiLL》属于右翼杂志，《世界》属于左翼。

法截然不同的观点，确实能激活额叶。思考反驳意见也是一种思维训练。

这种训练可以让我们相对客观地倾听别人的意见，对情绪控制能力较差的中老年人来说，也是一种值得推荐的阅读方法。

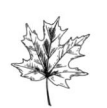

先不要反驳，试着听一听别人的意见

用消费刺激大脑

再向大家推荐一个锻炼额叶的方法。

——花钱。

事实上，**在消费时，你的额叶会被充分地激活**。

仔细想来，赚钱只是一项常规工作。如果你是上班族，只要每天完成既定的工作任务，就能在月底拿到工资；如果你靠股票或者外汇赚钱，即使投资对象不固定，基本操作流程也大同小异。

但是，在花钱时，就需要认真思考：要买什么、在哪里买、买哪个比较好……

当你决定购买一件比较昂贵的商品时，身体会分泌肾上腺素，你也会变得亢奋起来，心中充满了"从明天开始要努力工作"的想法。这种体验，我相信很多人都曾有过。

这正是额叶被激活的标志。换言之，如果总是购买相同的商品或者选择那些价格低廉的普通商品，额叶并不会受到太多刺激。但当你购买平时不怎么舍得消费的高档商品时，激活就会显著增强。

此外，消费行为通常伴随着外出，这对额叶来说也是一种良好的刺激。购物时的兴奋感可以让大脑更加活跃。

对买不起那么昂贵的东西的人来说，我建议换一个角度思考问题：如何才能拥有它？

比如，你想买一个高档书柜，但囊中羞涩。这时，与其找一个1000日元的简易书柜来替代，不如想一想：能否自己组装一个类似的产品？

只要稍微下点功夫，就能在市面上找到各种零部件，即便不擅长木工的人也能轻易组装。此外，市面上还有各种设计精美的托架。像这样，只要发挥想象力，哪怕实际花出去的钱不多，也能有效地刺激额叶。

再比如，你想品尝美食，但手头拮据。这时也可以找一家相对平价却很中意的店。

我个人非常喜欢拉面，经常四处寻找美味的拉面店。但是，抱着"想要吃到好吃的拉面"的目的前往餐厅，和"只要能填饱肚子，随便哪家店都行"相比，两者对额叶的刺激程度是完全不同的。

如果能吃到喜欢的食物，哪怕只是平价美食，也会有一种去了高档餐厅的感觉，甚至能让你感到更加兴奋。所以，在力所能及的范围内不断刺激额叶非常重要。

话说回来，现在许多人都在努力存钱，但**存钱并不能预防衰老**。

我时常在想，日本人是不是受了"存钱教"的影响。存钱的目的似乎不是购买所需的物品，而只是存钱本身。

我有一位年轻的朋友，在一家普通公司就职。据我所知，他每天的午餐、晚餐就是两个便利店的饭团，生活非常节俭。如果一个人从年轻时起就过着缺乏乐趣的生活，额叶可能会提前衰老，这不免让人有些担心。

我理解他对未来的担忧，但活在当下同样重要。

偶尔购买一些平时不舍得消费的东西，或者去高档餐厅品尝美食，都是很好的人生体验，也是激发生活动力的源泉。对大脑来说，这正是"对自己的奖励"。

虽然过度浪费是不可取的，但我们也不应该一味地担忧未来。偶尔对自己慷慨一些，也是对自己负责任的表现。

偶尔奖励自己，可以激活额叶

第 5 章

善用美容技术，保持年轻外表

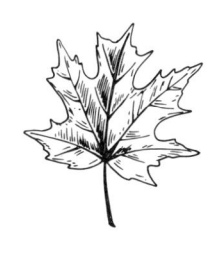

外表年轻，大脑和身体也会更年轻

人的激素水平和大脑额叶功能都极易受到心态的影响。

当一个人感到兴奋愉悦时，激素分泌旺盛，额叶活动也会相应增强；而当一个人情绪低落时，这两种生理现象同样会受到抑制。

现在心理学界的主流观点认为，一个人的心态并不是完全由内而外自然产生的，而是在很大程度上受到了外界环境和行为的影响。

举个简单的例子。如果学校要求学生穿制服，那么和不穿制服的学生相比，这些学生更容易产生"我是某某学校的学生"的归属感，言谈举止也会尽量符合学校规定。也就是说，一个人的心态会因行为的不同而产生变化。

换言之，**当某种行为让你感到愉快时，也会对你的大脑和身体产生积极的影响。**

注重外表就是这样一种行为。出门时打扮得漂漂亮亮，你的精神就会为之一振。我相信大家或多或少有过类似的体会。

如果着装更加年轻化，你的心态也会变得更年轻。反之，如果穿着老气横秋，你的内心可能也开始认同自己步入中年的现实了。

令人惊讶的是，这种心态上的衰老往往伴随着身体上的变化，如身材走样、皮肤失去光泽，以及整体仪态和表情上的衰老。

预防衰老同样要从改变外在开始。**无论是着装、爱好还是美容保养，只要外表年轻，你的心态、大脑和身体状态也会跟着年轻起来。**

我曾在电视上看到过"不老女神"的专题报道。接受采访的这位女士，在家中铺满了地毯，无论何时都穿着高跟鞋。

据说她是为了保持腿部线条才这么做的。她的行为和外表都显得非常年轻，尽管实际年龄似乎已经超过 40 岁，但看上去与 20 来岁的年轻女性相差无几。

许多女性钟爱高跟鞋，因为它们不仅能让身材显得更高挑，一些外表上的改变也会带来愉悦的心情。也有人说，高跟鞋是"女孩的梦想"。

这位女士之所以能够保持年轻，除了平时坚持锻炼肌肉、保持腿部线条，大概也受了这方面的影响。

虽然我们不一定要在家中穿高跟鞋，但重新找回年轻时对美的追求和热爱,同样可以帮助我们预防衰老。

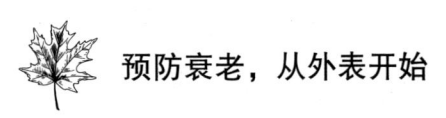

预防衰老,从外表开始

大胆尝试医疗美容

日本人似乎热衷于通过慢跑来强化心肺功能、去健身房锻炼以改善体态,然而,却对使用治疗雄激素性秃发（AGA）的药物（即生发药）、佩戴假发,或是去美容皮肤科去除皱纹等行为嗤之以鼻。

在我看来,从预防衰老的角度来说,两者的效果其实差不多。但人们可以自豪地炫耀自己通过运动保持健康,却很少见谁能够毫不避讳地说出自己通过医疗手段改善了外表。

日本人通常对健康和减肥等话题持开放态度，可一旦话题转向外表和美容，就打起了退堂鼓，对积极追求年轻外表的行为并不十分热衷。这确实有些矛盾。

然而，美容皮肤科、美容牙科等医疗技术的发展速度惊人。

与其涂抹价格昂贵且效果未知的除皱霜，不如借助上述医疗手段。这些技术安全有效，而且对钱包比较友好。当外表变年轻时，人的心态也会跟着变年轻。

再说说营养品。虽说胶原蛋白能让皮肤变得有弹性、有光泽，但无论吃多少胶原蛋白，都不能被皮肤直接吸收。它最终会被消化系统分解成氨基酸，只能起到间接作用。同样的道理，我们也不能指望护肤品里的胶原蛋白。

因此，如果想追求切实的效果，大家最好借助最新的医疗技术。

接下来，我将介绍一些可以帮助我们让外表变年轻的技术手段，供大家参考。

顺便一提，不少男性一听到美容皮肤科，就认为"那是女人的事，和我无关"。但事实上，想要重拾青春活力的男性如今也多了起来。

虽然与女性相比，男性在这方面仍是少数派，但他们中的一些人已经开始亲身尝试，抵触情绪也比过去少了许多。

我个人就注射过血小板血浆和肉毒杆菌素，对疗效非常满意。我脸上的皮肤紧致了，皱纹减少了，感觉自己更年轻了。

我常听周围人说"医生，你看起来真年轻啊"，如果我不提注射血小板血浆和肉毒杆菌素的事，他们根本不会有所察觉。不过，我还是每次都会坦然相告。

因此，如果男性也关心自己的外表衰老问题，不妨考虑上述医疗手段，不要认为这与自己无关。

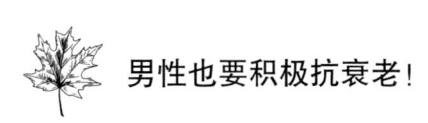

男性也要积极抗衰老！

安全又有效的医美技术一览

下面，我将向大家介绍一些既安全又有效的医疗技术。

尽管这些项目大多需要自费，不在保险范围内，但价格在近期已经比过去低了不少。

不过我还是要提醒大家，**不要被低廉的价格迷惑，要前往正规的诊所，选择正规的药品。**

因为药品的成本是固定的，如果价格过低，就要多留个心眼。毕竟是直接注射到皮肤里的产品，要确保质量过关。

此外，尽管这些技术已经相当成熟，但也不是完全没有风险。如果让一些外行人操作，可能会在脸上留下痕迹，结果也难以尽如人意。

所以容我再啰唆一句，在选择医疗机构时一定要慎重，也可以参考网络上的相关评价。

玻尿酸注射

玻尿酸是人体中自然存在的一种物质，具有很强的保湿效果。

正因如此，很多化妆品中都含有玻尿酸，可以帮助皮肤从外部抵御干燥。

然而，**人们注射玻尿酸，主要目的不是保湿，而是使面部的某些部位看起来更加饱满**。简单来说，就是让这些部位更容易锁住水分。全脸注射玻尿酸，可能会产生一定的保湿效果，但局部注射的保湿效果并不明显。

玻尿酸注射通常用于淡化从鼻翼边延伸而下的法令纹、黑眼圈和其他皱纹。

一些微整形项目也会用到玻尿酸。比如有人因为塌鼻梁或下巴形状不好看而感到自卑，那么就可以在这些部位填充玻尿酸。如果对唇形不满意，也可以借助玻尿酸让唇部更加饱满。

因为玻尿酸广泛存在于人体中，所以本身安全性很高，但它会被人体迅速分解和吸收。由于药品的不同和个体差异，注射效果的持续时间或许有所不同，但通常只能维持几个月到半年。

玻尿酸是一种黏稠度很高的物质，如果注射部位不准确，可能会堵塞血管，导致皮肤坏死。因此，选择一位技术娴熟的医生至关重要。

最近，为了节省成本，越来越多的人选择自行注射玻尿酸。虽然这也从一方面证明了这项技术的安全性，但如果操作不当，有可能在脸上留下凹凸不平的痕迹。因此，我还是建议找专业的医生进行注射。

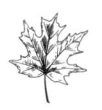

🍁 **玻尿酸注射安全性较高，但只能维持几个月**

肉毒杆菌素注射

肉毒杆菌素是肉毒杆菌产生的一种毒素，可以在几个月内暂时麻痹面部神经，从而达到消除皱纹的目的。

众所周知，肉毒杆菌可以引起食物中毒，是一种毒性强、致死率也很高的物质。听了这些描述，或许有人会认为，注射肉毒杆菌素是一种危险且极端的美容方法。

但是，**在欧美地区，肉毒杆菌的应用非常广泛。除了可以用于美容，世界各国的医生还会用它治疗斜视、面瘫等疾病。**

医用肉毒杆菌素的用量被严格控制在安全范围内，通常是致死剂量的几百分之一到几十分之一，只要由经验丰富的医生进行操作，安全性是有保障的。

即便出现一些副作用，如肌肉过度松弛，几个月后基本也能恢复。但我还是建议大家选择经验丰富而且可靠的医疗机构——毕竟，要连续几个月顶着一张自己不喜欢的脸，会对心理造成很大的压力。

肉毒杆菌素的美容效果显著，不仅能去除鱼尾纹、抬头纹、皱眉纹等年龄增长导致的皱纹，还能瘦脸（减小咬肌，提升下颌缘）、瘦腿（令小腿部分肌肉萎缩）、改善露龈笑。

也许有人担心：要是去皱效果太明显，会不会让周围的人觉得不自然？这时可以与医生充分沟通，调整注射的药品和剂量，以达到更加精细和自然的效果。

不过，已经形成的深皱纹是无法完全去除的。虽然肉毒杆菌素能在一定程度上淡化深皱纹，但我还是建议大家尽早采取行动，以防皱纹加深。在皮肤松弛前持续注射肉毒杆菌素，更不容易形成皱纹。

因此，在美国，许多人从年轻时起就定期接受肉毒杆菌素注射。如果皱纹太深，也可以通过手术去除，但术后同样需要肉毒杆菌素来维持。

由于肉毒杆菌素的效果只能维持几个月到半年，所以如果想保持皮肤的紧致和光滑，就必须定期注射。

对每个月要在化妆品上花几万日元的人来说，效果明显的肉毒杆菌素或许更具性价比。

顺便一提，我个人选择的是英国益普生公司（IPSEN）生产的吉适（Dysport）。它不会让皮肤过度紧绷，可以慢慢抚平皱纹。

大家熟知的保妥适（Botox）是美国艾尔建公司（Allergan）生产的肉毒杆菌素。由于这个品牌的知名度很高，甚至可以用来代指肉毒杆菌素。

此外，中国、韩国、德国等国家的药厂也会生产肉毒杆菌素。但在日本，大多数医疗机构使用的是艾尔建公司的保妥适和益普生公司的吉适。和玻尿酸一样，大家在选择肉毒杆菌素时，也不要被低廉的价格迷惑，要前往正规的医疗机构，选择正规的药品。

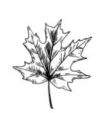

> 肉毒杆菌素注射一定要选择经验丰富的医疗机构

自体细胞再生（ACR）

自体细胞再生（即自体富血小板血浆注射）是一种利用自身血液的再生医学技术。医生会先抽取患者自身的血液，然后放入离心机，提取其中的富血小板血浆（PRP）成分，再注射回皮肤。

由于血小板中富含生长因子，可以促进细胞生长、修复受损细胞，所以这项技术可以帮助人们提高自身再生能力,让皮肤恢复年轻状态。

与玻尿酸和肉毒杆菌素注射类似,自体细胞再生也是一种微创治疗,但它使用的是患者自身的血液。

其效果包括:去除面部、颈部的皱纹,改善脸部下垂,增加皮肤弹性,缩小毛孔,修复痘印等。通常来说,这些效果会在注射后两周到三个月内逐渐显现,我自己感觉非常有效。

因为注射时使用的是自体血浆,所以在很大程度上降低了过敏或副作用的风险。不过,一些医疗机构可能会在注射中加入其他生长因子。

这样做或许能带来更显著的效果,但也引发了一些问题——部分使用者表示,注射后出现硬块,面部也变得凹凸不平。

自体细胞再生的优势之一就是使用自身血液,最大限度地保证了治疗的安全性。如果添加其他生长因子,反而可能会增加不必要的风险。

在选择医疗机构时，请牢记这一点。

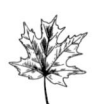

自体细胞再生尚存在一些纠纷

种植牙

在 40 岁以上的成年人中，据说有超过 80% 的人受到牙周病的困扰。牙周病是一种不容忽视的口腔疾病，过去被称为"齿槽脓漏"。如果情况严重，可能导致牙龈松动甚至牙齿脱落。

这时，最常见的办法是安装假牙或者牙桥。然而，随着医疗技术的进步，越来越多的患者开始选择种植牙。

假牙虽然使用方便，但需要经常摘除、调节，且佩戴时可能不够舒适。牙桥则需要磨改邻近的健康牙齿，可能会对这些牙齿造成损伤。相比之下，种植牙是指在牙槽骨内植入金属，然后在其上安装人工牙冠，不仅舒适性高，外观也更接近自然牙齿，减少了佩戴者的心理负担。

许多人在佩戴假牙后，认为自己已经老了，难免心情沮丧。而种植牙则因其外观与真牙相似，不会过多影响使用者的情绪。

此外，假牙咬合不好会影响咀嚼，不仅增加消化系统的负担，连食物也会变得不再美味。这会剥夺人生的一大乐趣，令人在精神上感到痛苦。

种植牙的咬合力很强，相比于天然磨牙80千克左右的咬合力，种植牙的咬合力可以达到120千克。如果换成假牙，即便是非常合适的假牙，局部假牙的咬合力也不过40~50千克，全口假牙更是不到30千克。换言之，种植牙可以帮助我们很好地咀嚼。

事实上，咀嚼这一行为可以帮助大脑的很多区域保持活跃。

有研究表明，**一些长期卧床或必须依靠拐杖的老年人，在装上假牙后竟然恢复了行走能力。**

这是因为，咀嚼产生的刺激会传入人体最粗大的面部神经——三叉神经，而三叉神经又与运动、感觉、记忆、思考、主动性等多种功能相关联。

保护好自己的牙齿固然重要，但万一牙齿脱落，也要选择合适的治疗方法。如果医生技术水平不过关或者诊所缺少相关设备，也可能出现意外。所以大家在进行牙齿治疗之前，要做好充分的准备工作。

咀嚼可以让人变得年轻

牙齿美白

牙齿看似不起眼，其实却很容易被人注意到。

一口洁白整齐的牙齿不仅能够为笑容加分，更是一个人魅力的体现。

然而，如果牙齿清洁不到位，可能让你的形象在别人眼中大打折扣，甚至会影响和异性接吻。

在美国，整齐、洁白的牙齿是身份的象征，所以人们都在追求牙齿美白。自2000年以来，日本提供牙齿美白项目的医疗机构急剧增加，如今已得到越来越多人的认可。但是，实际使用这项服务的人并不多。

牙齿美白通常有三种主要方法。

第一种是使用美白剂来美白牙齿，这是最普遍的方法。美白剂的作用原理是使牙齿表面的牙釉质变得更加透明，同时形成保护层，防止下层的黄色牙本质显现出来。

这种方法的优点在于它不需要磨除健康的牙齿，相对安全，且不必每次都去牙科诊所，可以在家中自行操作，时间安排更为灵活。

然而，这种方法的美白效果受限于个人牙齿条件，无法保证能达到"完美洁白"的效果。

如果想获得理想的效果，你可能需要多次访问牙科诊所，或者在牙齿颜色再次变黄后重复美白过程。

第二种方法是安装瓷质牙冠或贴面。

这种方法的优点是可以达到预期的美白效果，且牙齿几乎不会再次变黄，治疗周期也较短，因此备受明星和公众人物的青睐。

但这种方法需要磨除一部分健康牙齿，有时甚至需要去除牙神经，因此在选择时需要慎重考虑。

第三种方法是在牙齿表面涂覆一层薄薄的美白涂层。这种方法的优点是操作简便，如果由专业牙医执行，每颗牙齿仅需5分钟，且价格较低，单颗牙齿的费用大约在2000~4000日元之间。

不过，这种方法的美白效果持续时间较短，大约只能维持一个月，若要保持牙齿的洁白光泽，就要定期拜访牙医。

值得一提的是,虽然牙齿美白属于自费项目,但洗牙却包含在医疗保险范围内。尽管洗牙的美白效果可能不如专业美白显著,但它可以去除牙齿表面的污渍、色素,一定程度地美白牙齿,并有助于预防牙周病的发生。因此,我建议大家定期洗牙。

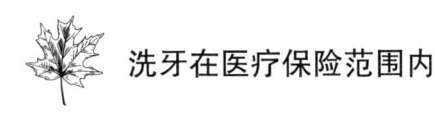

洗牙在医疗保险范围内

准分子激光手术

在进入"思秋期"后,很多人会出现老花眼的症状。这是由于随着年龄的增长,眼球晶状体的弹性逐渐降低,调节能力不断减弱,所以人们在看近处的物体时无法完全聚焦。

事实上,有研究指出,**老花眼的早期迹象可能在 20 多岁时就已显现,但大多数人通常在 40 岁或稍晚的 50 岁时才开始明显感受到自己的眼睛花了。**

想要解决这个问题，最常见的办法是佩戴老花镜。老花镜的镜片是凸透镜，原理和矫正远视差不多。

不过，也有人觉得戴眼镜很麻烦。因为无论是阅读书籍、报纸还是面对电脑屏幕，都需要频繁地戴上或取下眼镜，这无疑会给日常生活带来不便。

我在书店或餐厅见过一些人，因为看不清书名、菜单，却又懒得拿出老花镜，只能离远一些仔细端详。

更有甚者，明明还很年轻，只是刚到得老花眼的年纪，为了不被别人看到自己这副模样，索性不前往书店、餐厅了。这无疑会限制他们的行动范围，加速衰老。

准分子激光手术（LASIK）可以帮助我们解决这个问题。

准分子激光手术是一种利用准分子激光改变角膜曲率，进而矫正视力的手术，兴起于20世纪90年代的美国。2000年，准分子激光手术设备获得日本医疗器械认可，此后在日本迅速发展起来。

这种手术原本用于治疗近视、远视和散光，并不能治疗老花眼。但近年来，该技术也开始被应用于老花眼的矫正。

比如，传导性角膜成形术就是利用射频能电流，使特定部位的角膜表面变平，增加中央角膜曲率，以达到矫治老花眼的目的，宛如给患者戴上了一副能够同时看清远近物体的隐形眼镜。

此外还有单视觉（Monovision）激光矫正手术，就是通过手术，让患者的一只眼睛负责看远物，另一只眼睛负责看近物。

除了上述方法，还可以在角膜内植入黑色圆环形人工晶体，利用针孔效应矫正老花眼。

尽管这些方法都具有一定的效果，并且许多医疗机构都能提供这类手术，但它们也存在一些限制，例如白内障患者就不适合接受手术。

另外，鉴于准分子激光技术发展迅速，如今的设备已经与 10 年前大不相同，所以最好选择那些引进了最新设备和理论的医疗机构。

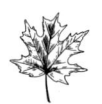

技术发展日新月异，尽量选择最新的设备

雄激素性秃发治疗

许多男性在面对脱发问题时，往往感到困扰不已。值得注意的是，脱发的类型多种多样，其成因和表现也各有不同。

最常见的脱发类型就是我们通常所说的雄激素性秃发。这种脱发的主要特征是：在青春期之后，头发的密度从额头两侧开始逐渐减少，并逐步向头顶方向延伸，导致额头的发际线逐渐后退。

女性同样可能患上雄激素性秃发，这种情况被称为女性型脱发①。与男性型脱发不同的是，女性通常不会出现全秃的情况。脱发主要发生在头顶部位，或者表现为头发整体逐渐变得稀疏。

正如其名称所示，雄激素性秃发与一种名为二氢睾酮（DHT）的雄性激素密切相关。二氢睾酮会缩短头发的生长周期。

简单来说，生长周期变短会导致之前的头发还没长好，就又长出新的头发。

人们常说，随着年龄的增长，头发会变得更加细软。这也是因为头发的生长周期缩短了，所以只能生长出绒毛状的头发。如果出现这种情况，就应当怀疑是否患上了雄激素性秃发。

正如电视广告所言，雄激素性秃发是可以去医院治疗的。2005年，日本厚生劳动省批准了一款名为保法止

---

① 男性的雄激素性秃发又叫男性型脱发。

（Propecia）的生发药物，引起了广泛关注。

这种药物是日本唯一核准上市的口服雄激素性秃发治疗药物，其主要成分是非那雄胺。非那雄胺能够抑制生成二氢睾酮所必需的 5α-还原酶的活性，从而有效控制和治疗雄激素性秃发。

在日本，除了知名度较高的口服药物保法止之外，患者还可以选择其他外用药物或接受手术治疗。

例如，RiUP 就是一种非常有效的外用脱发涂抹药物，其主要成分是米诺地尔。

过去，治疗脱发的药物大多在市场上贩售，所以一些产品的效果值得怀疑。如今，许多生发药物可以在医院购买了，这也表明其效果已经得到了医学界的认可。

随着医疗技术的发展，如果你正因脱发而烦恼，完全可以去医院寻求专业的帮助。

治疗雄激素性秃发可以选择美容皮肤科、皮肤科或内科等科室。当然,最好选择一家专业性强且正规的医疗机构进行治疗。

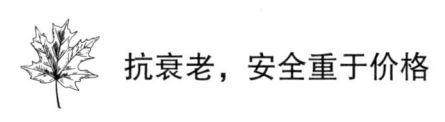

抗衰老,安全重于价格

第6章

防止身体氧化的饮食秘方

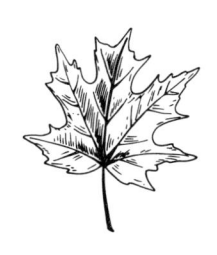

年轻始于健康的肠道

身体氧化会让外表衰老

在上一章，我向大家介绍了一些医疗技术，能够借助外部手段让人重返年轻。那么，有没有什么方法可以从身体内部进行调节，以达到延缓衰老的目的呢？

这时，我们不妨先问问自己：究竟是什么引发了衰老？

关于衰老的学说众多，没有哪个绝对正确。衰老是一个由多种因素相互作用的复杂过程。因此，要回答这个问题并非易事。尽管如此，我还是想向大家介绍一位在抗衰老领域享有盛誉的专家——法国的克劳德·萧夏的理论。

克劳德·萧夏不仅是抗衰老医学、预防医学方面的专家，还是世界抗衰老医学会的副会长。他经验丰富、成果斐然，曾为全球众多知名人士提供过治疗，其中包括演员、运动员和皇室成员。在医学界、营养学界和美容界，萧夏博士都享有很高的声誉。此外，他还成立了自己的医学中心。虽然抗衰老方面的理论与技术仍在不断发展，但35年来，不断有患者慕名而至，这都是基于他们对萧夏博士的信任。

我个人对萧夏博士的治疗理念深表认同，还曾拜访过他的医学中心。在他的影响下，我创建了和田秀树身心健康诊所（现为 Renee Clinic 东京院）。经过35年对细胞的深入研究，萧夏博士提出了一个观点：**细胞炎症是导致衰老的关键因素**。

我们的身体是由无数细胞构成的，每个细胞的表面都覆盖着一层薄膜——细胞膜。当细胞膜受到损伤时，就会产生炎症反应。例如，当我们扭伤脚踝时，受伤部位会出现疼痛、红肿和发热等症状，说明身体正在分泌各种物质修复伤口。

细胞的情况也是类似的。一旦细胞膜受损，细胞就无法维持原有的形态和功能，这将影响营养物质的传递和代谢过程。

皮肤、头发、内脏、骨骼……所有器官都是由细胞构成的。萧夏博士指出，**当细胞受损时，其功能会受到影响，最终导致衰老**。

值得一提的是，活性氧等自由基进入身体，也会造成氧化损伤，引发细胞衰老。而当细胞出现炎症时，体内的自由基数量会增加，从而进一步加速氧化过程。

简而言之，我们必须知道：防止细胞发炎就等于防止身体氧化。

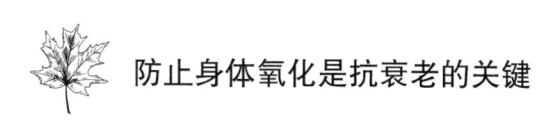

防止身体氧化是抗衰老的关键

肠道健康是重中之重

随着年龄的增长,细胞势必会在一定程度上发炎。这是谁都无法避免的事。

但我们可以控制炎症的发展程度。根据萧夏博士的观点,如果能将细胞炎症控制在最低水平,那么维持50岁的外表活到120岁,也是有可能的。

想要做到这一点,就必须补充细胞所需的营养素,提高细胞活性。一旦细胞发炎,也要及时进行修复。

关于细胞所需的营养素,我会在后面的章节和大家分享。现在,让我们先一起看看如何减少细胞发炎。

首先,必须认识到肠道健康的重要性。**肠道不仅是消化食物、吸收营养的关键器官,人体80%的免疫细胞都集中在小肠中。**

如果食物没有得到充分的消化和吸收,营养素就无法有效地送达细胞。

此外，免疫系统还能够帮助我们清除损伤细胞的"异物"，维护我们的健康。

例如，自由基进入人体后可能会攻击细胞核，破坏遗传基因，增加患癌风险。但如果免疫功能正常，DNA 受损的细胞就能被及时清除。

如果肠道状态不佳，身体其他部位也会受到影响。举个简单的例子，人在便秘时，脸上容易长痘，皮肤也会变得暗沉。这是因为毒素无法通过肠道排除干净，最终经血液输送至全身。

如果想了解肠道的状态，可以先看看自己的皮肤。

因为**皮肤是"肠道的镜子"**。假如皮肤出现红疹、粗糙或者毛孔粗大的现象，就意味着肠道也可能状态不佳。相反，如果皮肤细腻光滑，就说明肠道也很健康。

健康的肠道可以快速吸收人体所需的营养，排除病菌和毒素，还能保护细胞不受自由基的伤害，减少细胞发炎。

保持肠道健康，不仅能让外表保持年轻，也有利于身体健康。

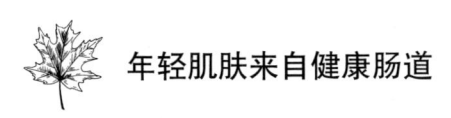

年轻肌肤来自健康肠道

难以察觉的食物过敏

每个人身边的隐形威胁

想要保持肠道健康,减轻肠道负担非常重要。

其中一个不容忽视的因素就是过敏。

说起过敏,大家会想到什么?花粉症、对鸡蛋或者荞麦面之类的食物过敏、鼻炎、哮喘……这些症状确实需要我们关注,但过敏的范畴远不止于此。

上述症状大多属于急性过敏反应，与免疫球蛋白 E（IgE）有关。其实，**还有一种症状较轻、持续时间较长的慢性过敏，与免疫球蛋白 G（IgG）有关**，这种过敏往往被大众所忽视。

无论是萧夏博士的医学中心，还是我的诊所，都为患者提供了过敏原检测服务。根据检测结果，我可以明确地告诉大家，几乎不存在对任何食物都不过敏的人。

换句话说，**每个人都会对某些食物过敏**。例如，当你食用某种食物后，可能会感到舌头轻微刺痛、身体容易疲倦、消化不良或胃部有灼烧感。由于每个人的免疫反应不同，症状表现各异，我们很难确定真正的过敏原。这些隐形的过敏反应可能会对肠道健康构成威胁。

尽管症状并不明显，但长期累积下来，就可能引起细胞炎症，加速衰老过程。因此，我们应尽可能避免接触过敏原。特别是前文提到的免疫球蛋白 G 型过敏，主要发生在肠道中，并且持续时间较长，需要特别关注。

这就要求我们了解自己对哪些食物过敏。想要获得准确的检测结果，需要到正规医疗机构进行检测。但在日本，能提供免疫球蛋白 G 型过敏检测的机构并不多。我们也可以通过自我观察来初步判断。

每次吃这种食物，就容易感到疲惫；吃完这个，胸口会感到不适……**我们要做的，就是仔细倾听身体的声音。**只要避免接触这些可能引起过敏的食物，就能减少过敏反应带来的负面影响。

令很多人意想不到的是，我们往往对自己喜欢的食物更敏感。如果你怀疑自己对某种食物过敏，最好的办法就是远离它。

要密切关注自己的身体状况。只有这样，才能保护肠道和身体免受过敏的隐形威胁。

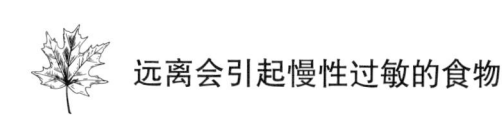

远离会引起慢性过敏的食物

如何找出过敏原

目前,避免过敏反应的唯一方法就是远离那些可能引起过敏的食物。然而,与免疫球蛋白 G 有关的慢性过敏症状往往不易察觉,因此,如果你怀疑自己可能存在慢性过敏问题,最好去检测过敏原。

然而事实上,日本的医疗机构通常只针对保险范围内的 13 种过敏原进行检测,并且原则上只进行免疫球蛋白 E 的检测。

相比之下,法国和美国的医疗机构不仅提供免疫球蛋白 E 检测,还提供免疫球蛋白 G 检测,检测范围广泛,涵盖香草、香料等物质,种类多达 150～200 种。这意味着大多数食物过敏都可以被检测出来。

换句话说,在日本,如果你想获得更全面的过敏原信息,只能自费进行检测。

我的诊所能够提供 123 种食物的致敏原检测。如果你有这方面的需求，也可以寻找提供类似服务的医疗机构。

值得一提的是，很多日常饮食中常见的食物也会引起过敏反应。这就提醒我们，要时刻留意身体的变化，这样才能及时识别出过敏原。

此外，过敏反应具有遗传倾向。如果父母对某些食物过敏，孩子也有很高的概率受到遗传。

因此，了解自己的过敏情况不仅对个人健康有益，也有助于保护孩子的健康。

远离食物过敏不仅能让肠道保持活力，还能提高消化能力，进而带来细腻的肌肤和健康的身体。

此外，为了调整肠道环境，也可以通过补充膳食纤维和乳酸菌来改善肠道菌群。同时，要注意减少压力，保证充足的睡眠。

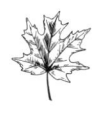

调整肠道环境，拥有细腻的肌肤和健康的身体

不足比过剩的危害更大

萧夏博士指出，**当人体摄入的必需营养物质不足时，会加速衰老**。这一点我深表赞同。

维生素是新陈代谢不可或缺的参与者，可以帮助身体维持良好的状态；蛋白质是构成内脏、肌肉和皮肤的基础；胆固醇在激素和细胞膜的形成中扮演着重要角色；葡萄糖则是大脑的主要能量来源。

人体是一个奇妙的系统。我们通常认为美味的食物，如甜食、脂肪和肉类（包含氨基酸，即蛋白质），本质上都是人体必需的营养素。

换句话说，**我们渴望的食物，往往是身体所需求的**。基于这一理念，我平时倾向于吃自己真正想吃的食物。同时，我也注重饮食多样化，以确保各种微量元素的均衡摄入。

事实上，**对我们的身体而言，不足往往比过剩更加危险**。

随着年龄的增长，血管壁会逐渐增厚，脂质和免疫细胞（巨噬细胞）的碎片可能会在血管内壁沉积，影响血液流动。这就意味着血压和血糖水平必须适当升高，以确保氧气和糖分能够输送到大脑。

老年人通常口味较重，这实际上是身体适应变化的一种方式：咸味食物可以在一定程度上提高血压，甜味食物可以在一定程度上提高血糖。衰老的身体需要维持较高的血压和血糖水平，因此老年人才会渴望味道较重的食物。

在一个人临终时，无论血压还是血糖都会迅速下降。当血压降至 30～40mmHg 时，就必须注射升压药物，如果情况还没有改善，可能就救不回来了。

相反，即使一个人的血压高达 300mmHg，只要没有颅内动脉瘤等并发症，也不会立即死亡。当然，长期高血压可能会带来动脉粥样硬化、心脏扩大等风险，但脑血管并不会立即破裂。换句话说，**低血压比高血压更危险，不足比过剩更具威胁。**

营养摄入也是同样的道理。我在前文中多次强调，老年人节食减肥只会对身体造成伤害。如果没有摄取到必需的营养物质，细胞会迅速失去活力，人也会迅速衰老。

萧夏博士认为，"易胖体质"也是衰老的一种表现。如果我们能够预防细胞发炎，维持年轻时的代谢水平，那么即使饮食习惯与过去相同，也不容易发胖。这告诉我们，正确的方法不是不吃，而是尽可能选择那些能够减少细胞发炎的食物，并采取不给内脏造成负担的进食方式。

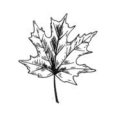

"想吃"是一种身体诉求

如何选择抗氧化食物

优质脂肪和蛋白质

我个人虽然奉行"想吃什么吃什么"主义,但从未忘记萧夏博士的话——尽可能多地摄入可以预防细胞发炎的食物。

比如,同样是脂肪,橄榄油中的 ω-9 脂肪酸和高脂鱼类中的 ω-3 脂肪酸是细胞正常工作所必需的。

而人造黄油、蛋黄酱中的反式脂肪酸，以及肥肉、黄油、猪油中的饱和脂肪酸，则是导致血液黏稠、引发细胞发炎的元凶。

因此，当我们渴望油脂丰富的食物时，应当优先选择优质脂肪。例如，用橄榄油和柠檬汁替代传统的沙拉酱，或者在饮食中均衡搭配各种肉类："昨天已经吃过肉了，今天就吃鱼吧。"

关于蛋白质，我在前文中也说到过，日本人应该增加肉类的摄入量，达到每天120~150克。或许有人会说："可我每天真的吃不了这么多肉。"

那么，也可以考虑多吃鱼，或者豆腐、纳豆等豆制品。

鱼类富含 ω-3 脂肪酸。豆制品不仅能提供优质蛋白，还含有丰富的矿物质和膳食纤维。此外，大豆中的异黄酮具有类似雌性激素的作用，特别适合女性食用。

顺便提一下，根据萧夏博士的理论，一个人每天所需的蛋白质可以按照以下公式计算：红肉摄入量＝"身高（厘米）+100"克，白肉（如鸡肉）摄入量＝"身高（厘米）-40"克。也就是说，一个身高160厘米的人，每天需要摄入260克红肉，120克白肉。

按照这个标准，我建议大家每天摄入120～150克肉其实还算少的。因此，不妨多吃一些品质上乘的肉类，并搭配鱼类和豆制品，以确保营养均衡。

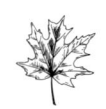

不吃加工食品和常温下呈固态的油

√ **富含 ω-3 脂肪酸的食物**

软化细胞膜，改善新陈代谢、血液循环，提高免疫力。

- 脂肪含量较高的鱼类（三文鱼、金枪鱼、秋刀鱼、鲭鱼、鳗鱼、沙丁鱼、鲕鱼等）
- 核桃（未经加工的生核桃）
- 菜籽油、亚麻籽油、大麻油[①]、紫苏油

√ **富含 ω-9 脂肪酸的食物**

减少细胞发炎，降低坏胆固醇，具有燃脂作用，利于减肥。

- 特级初榨橄榄油、芥花籽油
- 牛油果
- 鹅肝
- 鹅肉、鸭肉

[①] 通常指去除四氢大麻酚（THC，大麻中的主要精神活性物质）成分的大麻二酚（CBD）油。

✗ 反式脂肪酸含量高的食物

经过加工的油，会增加血液中的坏胆固醇，引起细胞发炎。大部分加工食品都含有反式脂肪酸，很难完全避免，要提高警惕。

- 方便食品（方便面、罐装汤、咖喱、炖菜调料包等）
- 调味品（人造黄油、蛋黄酱、花生酱、奶精等）
- 油炸食品（炸鸡、比萨、可乐饼、天妇罗等）
- 零食（蛋糕、冰激凌、巧克力零食、薯片、甜面包等）

✗ 饱和脂肪酸含量高的食物

这类脂肪酸在常温下呈固态，容易在体内凝结，影响血液循环。增加坏胆固醇含量，损伤细胞和细胞膜。

- 黄油
- 肥肉（五花肉、鸡皮等）
- 猪油
- 牛奶巧克力

✓ 富含优质蛋白质的食物

- 鸡肉
- 红肉
- 鱼
- 水煮蛋
- 豆制品（豆腐、纳豆、豆腐菜饼等）

哪些蔬菜是身体的"除锈剂"

细胞发炎实际上是一种氧化过程。幸运的是，一些食物具有天然的抗氧化特性，如果能够充分利用这些食物，就能有效地防止身体从内部开始"生锈"。

特别是那些**色彩鲜艳的蔬菜，如红色、黄色和绿色蔬菜，是公认的抗衰老食物。**

黄绿色蔬菜中含有丰富的 α-胡萝卜素、β-胡萝卜素、番茄红素和叶黄素等天然色素，据说它们的抗氧化能力高达维生素 E 的 1000 倍。

富含类胡萝卜素的蔬菜包括胡萝卜、西红柿、菠菜、豌豆、西兰花和毛豆等。

而卷心菜和白菜虽然不属于黄绿色蔬菜，但也富含维生素 A、E、C 等抗氧化物质。芹菜、芜菁叶、玉米、牛油果和蜜瓜等食物含有叶黄素，同样具有很强的抗氧化能力。**由于叶黄素的耐热性较好，在烹饪时加入一些油脂，可以**

帮助身体更好地吸收这些营养素。

此外，浆果类水果富含花青素，这种抗氧化物质不仅可以保护大脑和心脏，还能减少细胞发炎。常见的浆果有蓝莓、树莓、黑莓、黑加仑，以及日本人喜爱的草莓。推荐大家多食用这些水果。

除了浆果类，苹果、李子、青椒等果蔬也富含花青素。

不过话说回来，许多人可能会因为担心生蔬菜比较"寒"，对生食蔬菜望而却步。

实际上，蔬菜和水果中含有丰富的消化酶，这些酶对高温非常敏感，一旦加热就会被破坏。一般来说，当温度超过 48 摄氏度时，酶就会失去活性，这意味着经过烹饪的蔬菜几乎不含酶。

消化酶对人体至关重要：在酶的帮助下，通常需要几天才能消化的食物，可以在几秒钟内完成消化过程。

此外，消化酶还有助于我们排出体内的毒素，维持消化道的健康。

因此,希望大家能够消除顾虑,多食用生蔬菜。

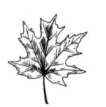

黄绿色蔬菜抗氧化能力强

了解内脏作息表

如果不想给内脏增加负担,除了选择健康的食材,什么时候吃、怎么吃也很重要。

萧夏博士的核心理论"在合适的时间摄入营养"(Timely Nutrition)给我们提供了指导。

这句话的意思是:**要根据内脏的工作节奏来安排饮食。**

这意味着我们不必抑制自己对某些食物的渴望,但应在适当的时间摄入相应的营养。

我们的内脏并不是全天候运转的，每个器官都有其特定的活跃时段。如果忽视了这一点，在它们休息时进食，不仅会给它们带来额外的负担，还可能破坏体内的激素平衡，引发细胞炎症。

此外，每个器官不仅在活跃时间上有差异，在消化和代谢方面的功能也各不相同。在这里，我想简要介绍与消化密切相关的几个主要器官。

肝脏

肝脏负责消化脂肪、合成蛋白质，并代谢分解酒精、氨和食品添加剂等有害物质。肝脏在上午 11 点左右最为活跃。

胰脏

当糖分进入人体后，胰脏会分泌胰岛素以降低血糖水平，同时还负责分泌多种消化酶。胰脏从午后开始工作，傍晚时分最为活跃。

肾脏

肾脏的功能是过滤血液中的代谢废物，将它们以尿液的形式排出体外，同时保留重要的营养成分。肾脏从傍晚开始工作，夜间比较活跃。

胃

胃能够分泌消化酶，帮助消化进入体内的食物。胃在午后到傍晚时段最为活跃。

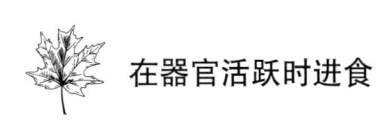

在器官活跃时进食

消化器官的代谢规律

参与消化的肝脏、胰脏、肾脏、胃有各自的代谢规律。"在合适的时间摄入营养"的本质是根据内脏作息表,选择合适的进食时间。

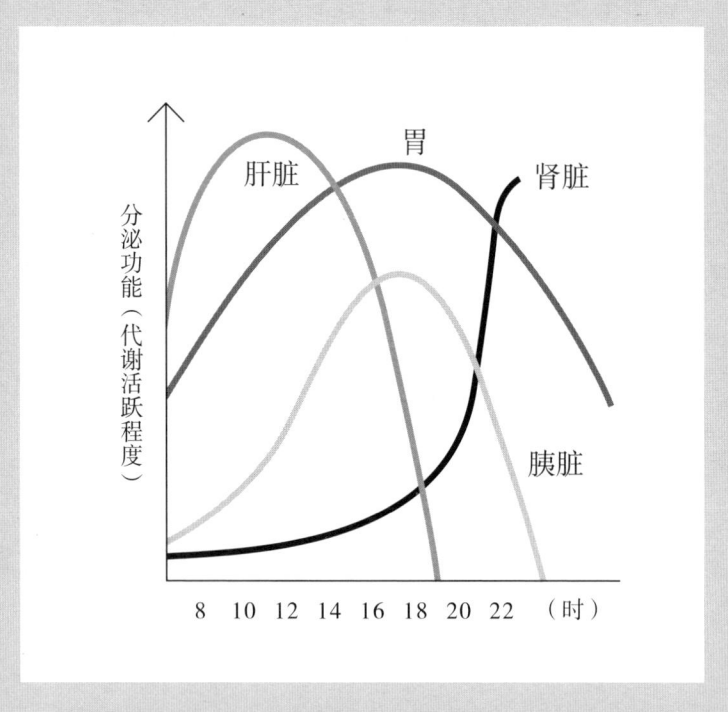

萧夏博士提出的"在合适的时间摄入营养"概念图

最合理的进食方式：一日三餐＋加餐

在前文中，我向大家介绍了各器官的作息时间表。考虑到它们的工作节奏，最合理的饮食模式应该是"一日三餐＋加餐"。

为了保持身体各系统的正常运作，定期补充营养是很有必要的。从这个角度来看，一日三餐＋加餐的饮食模式非常合理。

那么，在不同的时段应该如何补充营养呢？让我们一起来看看。

早餐（7时—9时）

由于肝脏在上午较为活跃，能够消化脂肪和合成蛋白质，因此**早餐最好摄入脂肪和蛋白质，作为一整天的能量源泉。**

然而，早上不宜摄入过多碳水化合物。尽管碳水化合物是人体获取能量的主要来源之一，但此时胰脏分泌胰岛素的能力不强，因此早餐吃一小碗饭或一片面包就足够了。

此外，可以再摄入大约100克的蔬菜和水果。

或许有人会惊讶：早餐就吃脂肪和肉？但事实上，这种组合对内脏的压力相对较小。

不过，我的意思也不是让大家早上吃牛排。

日式传统早餐，如烤鱼、纳豆、豆腐和蔬菜味噌汤的搭配，不仅合理，也得到了萧夏博士的高度认可。

鱼类可以提供优质脂肪，纳豆和豆腐是很好的蛋白质来源，味噌汤里有蔬菜，可以说是营养均衡的一餐。

此外，早餐也可以吃煮鸡蛋和鸡肉。它们不仅能提供优质的脂肪和蛋白质，而且不会给肠胃带来太多负担。

午餐（12时—14时）

午餐时，肝脏仍然活跃，因此建议和早餐一样，多摄入蛋白质。

蔬菜的摄入量可以比早餐多一些，大约250克。同时，为了更好地提供能量，也可以适当增加碳水化合物的摄入量。

烤鲭鱼、鰤鱼套餐，或者金枪鱼、三文鱼刺身套餐都是理想的午餐选择。

鱼类，尤其是三文鱼，ω-3 脂肪酸的含量很高，有助于减少细胞炎症。萧夏博士每天也会吃一两块，是相当优秀的食材。

此外，由于美国阿拉斯加州禁止人工养殖鱼类，所以美国产的三文鱼都是野生的。在北方海洋中生长的三文鱼脂肪丰富，也是不错的选择。

加餐（16 时—17 时）

这就是我们常说的下午茶，但要记住，**不是"3 点吃零食"**[①]**，而是"4 点吃零食"**。

胰脏在下午 4 点到 5 点最为活跃，分泌的胰岛素可以帮助我们降低血糖。因此，如果想吃点甜食，这个时间最合适。

---

① 20 世纪 60 年代，文明堂（一家主要售卖长崎蛋糕的公司）的广告语深入人心，其中就有一句"3時のおやつ"（3 点吃零食）。

这是由于糖分能被人体迅速吸收，如果在其他时间摄入糖分，很容易加重胰脏的负担。这就像强行叫醒一个沉睡中的人，不仅会让胰脏疲惫不堪，还会对肝脏及其他细胞造成伤害。

这也是为什么我建议大家在早餐和午餐时少吃碳水化合物，但在加餐时吃些甜品是没有问题的。

萧夏博士建议，可以吃两块可可含量超过70%的黑巧克力。

可可不仅含有抗氧化成分，还能促进人体分泌5-羟色胺和多巴胺，是一种让人心情愉悦的食物。适量食用黑巧克力不会导致血糖显著上升，对身体也比较温和。

另外，这个时间段还可以吃些水果，如苹果、草莓、桃子、橘子、梨、李子等。这些水果不仅具有强大的抗氧化能力，还不会让血糖迅速上升，对内脏的负担较小。

晚餐（19时—21时）

晚餐时，工作了一天的肝脏和因"4点吃零食"而活跃起来的胰脏终于要休息了。夜晚是它们的休息时间，最好只让胃和肾脏继续工作。

为了不给肝脏带来额外负担，晚餐时建议大家少吃肉类等动物性脂肪，而是以蔬菜为主。这是因为动物性脂肪不易分解，容易加重肝脏的负担。

不过，鱼类的脂肪和初榨橄榄油是没有问题的。

另外，为了让胰脏得到充分休息，晚餐时应尽量减少碳水化合物、糖、酒精和水果的摄入。对于喜欢饮酒的人来说，戒酒可能比较困难，那么也可以适量饮用一两杯红酒。但请注意，由于酒精会迅速升高血糖水平，最好不要在餐前饮用，而是在用餐时饮用。同时，不要忘记喝水，这有助于稀释体内的酒精浓度。

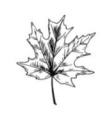

早、午多吃蛋白质，4点加餐，晚上以蔬菜为主

饮食还要注意两个细节

在合适的时间摄入营养，也就是根据内脏的工作时间进食，不仅有助于减少细胞发炎，还能改善肠道环境、增强免疫力。

只须稍加留心，在正确的时间吃合适的食物，就能逆转身体和外表的衰老。这一理念也得到了萧夏博士的认可。

为了能让这一进食法则发挥更大的效用，我还想提醒大家注意两个细节。

第一，先吃蛋白质。

如果在用餐时先摄入碳水化合物或糖，血糖水平会迅速上升，身体也会立即释放胰岛素。这不仅会给胰脏带来负担，而且随着血糖的下降，也难以获得饱腹感。但如果先摄入蛋白质，血糖上升的速度会相对较慢，对内脏的负担也会更小。

因此，**用餐时最好先吃肉类、鱼类、大豆制品，然后**

是米饭或面包，最后再享用甜点。如果能够坚持这样的进食顺序，血糖水平就能保持相对稳定，从而有助于预防细胞发炎。

其次，**养成每餐喝一勺特级初榨橄榄油的习惯**。

橄榄油具有强大的抗氧化能力，不仅能帮助身体燃烧脂肪，还有润肠通便的作用。

特级初榨橄榄油是通过低温压榨新鲜橄榄制成的，不含任何添加剂，口感顺滑、果香浓郁。与其他油类不同，它可以直接饮用。

我建议大家平时多食用橄榄油，可以代替沙拉酱，也可以涂抹在面包上代替黄油，或者用于拌菜和腌制食物。

橄榄油中的 ω-9 脂肪酸耐高温，同样适合加热食用，是一种非常便利的油。

当你感到饥饿时，喝一勺橄榄油也能增加饱腹感。建议大家尝试一下。

萧夏博士是橄榄油的忠实拥护者，他甚至随身携带"私人橄榄油"。此外，即使同为特级初榨橄榄油，不同品牌的味道也会有所不同，找到自己喜欢的橄榄油也是一种乐趣。

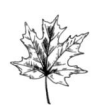

不要忘记：每餐一勺橄榄油

适当服用营养补充剂

经常食用抗氧化食品可以延缓衰老。

然而,如果你经常在外就餐,无法方便地获取这些抗氧化食物,也可以考虑服用一些营养补充剂。

特别是进入"思秋期"之后,适量补充营养素是有益的。年轻时,我们的身体能够自行产生抗氧化物质,但随着年龄的增长,这种能力会逐渐减弱。

抗氧化能力强的营养补充剂有:

- 维生素 E——预防细胞氧化
- β-胡萝卜素、维生素 A——破坏致癌物质
- 硒——清除自由基
- 维生素 C——激活体内的酶
- GliSODin——富含抗氧化酶

GliSODin 是一种富含超氧化物歧化酶（SOD）的专有甜瓜浓缩物，易于人体吸收，具有清除自由基、保护细胞的作用，可以在药店和网上买到。

上述营养补充剂适合大多数人，但**如果你想要更系统地抗衰老，建议到医院进行尿检，以便有针对性地补充所需营养素**。

尿检能够帮助我们了解身体缺乏哪些代谢物，方便对症下药，是一种量身定制的抗衰老方法。

萧夏博士的医学中心既提供普遍适用的抗衰老方案，也提供私人定制服务，后者能更精准地满足不同个体的需求。

我本人曾在萧夏博士位于香港的诊所接受检查，结果显示我缺乏镁、维生素 B6、肉碱和 α-硫辛酸等营养素。这些物质在日常饮食中难以补充，因此我会定期服用一些营养补充剂。

当然，本书中介绍的其他方法也具有一定的效果，尿检更适合那些希望全面抗衰老的人群。大家不妨先尝试其他方法。

如果大家对萧夏博士的理论感兴趣，可以阅读他的著作《30 天，让您年轻 10 岁》《瘦不是饿出来的》。

如果能在日常生活中做到减少细胞发炎和防止身体氧化这两点，就能从内而外保持年轻。同样，如果一个人努力让自己的外表看起来更年轻，也会促进新陈代谢，从而预防细胞发炎和身体氧化。二者相辅相成，可以帮助我们获得更好的抗衰老效果，确保我们在进入"思秋期"之后依然保持年轻状态。

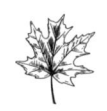

可以通过营养品补充抗氧化物质

第7章

"思秋期"的金钱与工作

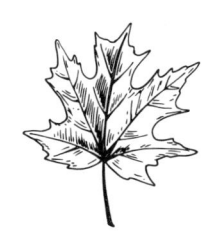

花钱要趁"思秋期",别等老了再消费

正如我在前文中向大家介绍的,如果想保持年轻,不论是去美容皮肤科、美容牙科,接受激素替代治疗,还是服用营养补充剂,都需要一定的经济投入。

购置新衣、品尝美食、沉迷旅游和兴趣爱好需要钱。为了防止大脑衰老,不断学习、谈恋爱或者放松娱乐同样需要有经济基础。

然而,我想强调的是,**如果经济状况允许,最好从**

"思秋期"开始投资自己的健康和保养。

许多人在年轻时可能不太关注自己的健康和外表，到了六七十岁，却开始急切地购买昂贵的营养品和健康食品。坦白地说，到了这个年纪，再怎么着急可能也为时已晚了。

相反，如果从"思秋期"开始注重保养，不仅可以延缓衰老，还能预防各种疾病。

如果从现在起，养成健康的抗衰老习惯，那么大脑和身体就不会突然"崩溃"。这样一来，即使年岁增长，以后也不需要花很多钱。

反之，如果在"思秋期"过于节俭，可能会加速衰老。

当然，我理解有人会说孩子的教育、偿还房贷等都需要钱，因此不愿意在这方面花费过多。

但如果你过着节俭的生活，仅仅是为了存钱，等老了以后再享受，那么就要好好考虑一下了。

如果在"思秋期"过于节制，等到真正老去的那一天，你可能会发现自己的身体并不健康，每天都感到疲惫无力，面容憔悴，缺乏活力。

我们确实需要为未来做准备，但如果这种准备让晚年生活变得暗淡无光，那么它就失去了意义。

此外，如果你有退休后再去旅行或老了以后再享受生活的想法，最好也重新思考一下。

"思秋期"的过度节制可能会加速衰老，一旦大脑和身体不再年轻，即使有钱，可能也没有足够的精力去享受了。这样的例子并不罕见。

如果想让生活的每分每秒都充满精彩，最好在"思秋期"就把钱花出去。

这个年龄段的人，收入通常比年轻时更高，子女一般也已独立，得以节省下一些资金。

如果你对未来感到担忧，与其过分关注金钱，不如将更多的精力投入到如何保持身心健康和维持年轻的外表上。

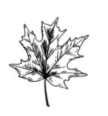

"思秋期"正是花钱的好时机

把钱花在爱好上

为爱好存钱

老了以后还有一项支出需要考虑,那就是花在爱好上的钱。

正如我在前文中说的,如果一个人卧床不起,就算想花钱,也没什么地方花了。但从退休到真正需要他人照顾,中间还有相当长的一段时间。

刚退休时，我们依然精力充沛，如果因为经济紧张而无法从事任何活动，那么生活将会变得索然无味。毕竟我们刚从工作和照顾子女的压力中解脱出来，有了大把可以自由支配的时间。在这个阶段，最好有足够的资金来支持我们做自己喜欢的事情。

如果你想每年出国旅游两次，或者像我一样拍摄电影，那么就需要提前规划并粗略计算所需的资金，以免将来无法赚钱时，美好的愿望化为泡影。

即使你的兴趣只是研究当地历史或种植花草，看似不需要太多资金，我仍建议你提前储蓄这笔钱。

总的来说，根据个人爱好做好财务规划并提前储蓄是十分必要的。

那么，老年生活究竟需要多少存款呢？综合来看，总计应该是"养老金不足以覆盖日常开销的部分＋支付给养老院的费用＋用于爱好的资金"。

我经常在杂志或其他媒体上看到一些人生规划建议，

声称人到老年需要数千万日元。我不禁思考，就算真有这么多钱，要花在什么地方呢？

如果你的养老金不足以支持日常生活，那么确实需要储蓄。

但即便是普通工薪阶层，每月也能至少领取 20 多万日元的养老金。如果有自己的房子，这笔钱应该足以维持生活。

或许有人担心养老金会逐年减少，可养老金制度是一项国家制度，即使减少，也不至于让大家饿肚子吧。

在我看来，许多人受到不安情绪的影响，明明没什么必要却拼命存钱。退一万步说，就算真到了活不下去的地步，日本也有最低生活保障制度。我们之前交了那么多税，等走投无路时，也可以放下抵触情绪，依靠这张安全网。

我再强调一遍，老年生活所需的资金仅包括"养老金不足以覆盖日常开销的部分 + 支付给养老院的费用 + 用于爱好的资金"。说得再极端一些，除此之外的钱都可以用于在"思秋期"时投资自己，以预防衰老。

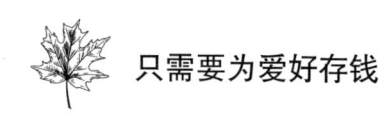

只需要为爱好存钱

尽早找到自己想做的事

在上一节中，我告诉大家要为爱好存钱，但如果你现在还没有自己的爱好，考虑到晚年生活，最好从现在开始寻找想做的事。

这是因为，一旦额叶开始老化，人就会失去积极性，不愿再尝试新事物。

据我观察，**女性似乎更擅长发现自己的兴趣爱好，而男性往往会将全部精力投入工作中。**

退休后，工作不再是人生的重点。如果这时愿意把时间花在自己喜欢的事上，生活就会丰富多彩。反之，如果找不到新的爱好，每天过得浑浑噩噩，日子也会变得枯燥乏味。

人们常用"狗皮膏药"来形容那些退休后无所事事、缺乏兴趣爱好的男性。妻子外出时，他们会说上一句"我也去"，跟着一起出门。

如果一个男性在年轻时对自己的工作充满信心，那么他在晚年成为"狗皮膏药"的可能性就更大。这会导致他在老年时缺乏自信，生活变得平淡无奇，更容易患上老年抑郁症。

老年抑郁症是一种严重的心理疾病。由于老年人的神经递质分泌减少，额叶功能退化，情绪调节会变得更加困难。日本每年有超过 6000 名 70 岁以上的老年人自杀。

因此，为了避免晚年情绪低落，我们应该尽早培养自己的兴趣爱好。这意味着**我们需要在额叶功能退化之前，找到自己真正喜欢做的事情。**

除了个人爱好，还可以考虑投身志愿服务或参与非营利组织（NPO）的活动。例如，担任地方组织的负责人，或者尝试创业、开店。这些都是不错的选择，既能丰富生活，又能增加收入。

总之，我们应该提前规划好退休后要做什么。

即使是之前从未涉足过的领域，只要有了规划，退休后便能立即开始。就算现阶段工作繁忙，我们也可以提前做好规划，等到退休后再付诸实践。

为了避免将来终日无所事事、每天都在打发时间，最好从"思秋期"开始，寻找自己的人生爱好。

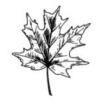

从现在开始寻找晚年的爱好

继续为人生创造价值

最大限度使用剩余的脑细胞

过去,在我还是一名全职老年精神科医生时,遇到过一位80多岁的政界要员。他精力充沛,拥有非凡的领导才能,深受年轻政治家们的信赖。

可是当我查看他的颅脑影像时,却惊讶地发现,不仅是额叶,他的整个大脑都存在严重的萎缩。这让我不禁感慨:"即使大脑萎缩至此,他竟然还能当政治家。"实际上,这位大人物并未受到额叶萎缩的影响，仍继续活跃在政治舞台上。

这一经历让我认识到：**即便大脑已经萎缩，只要功能没有退化，就不会对生活造成太大影响。**

常有人说，人类的大脑只开发了 1%。如果这是真的，那么即便 99% 的大脑萎缩，只要原本发挥作用的那 1% 保持活跃，我们或许仍能保持年轻时的思考能力。

虽然这一观点有些极端，但我仍想强调：**重要的不是如何保留更多的神经细胞，而是如何更有效地利用剩余的神经细胞。**

人们经常感慨，许多政治家、创作者和艺术家即使年事已高，心态依然年轻。经济界的大人物、高级寿司店的老板娘亦是如此。他们没有固定的退休年龄，社交广泛，勇于尝试新事物。这可能是因为他们的额叶在工作中始终充满活力，从而帮助他们延缓了衰老。

正如我在前文中提到的，爱好或志愿活动可以刺激额叶。除此之外，寻找一份退休后仍可从事的工作也是一个不错的选择。

与爱好不同，工作不仅仅是为了娱乐，它还能让你感到自己对社会有所贡献，从而获得更多满足感。

比如，你可以考取家庭护理人员的资格证，或者利用之前掌握的会计知识，做一门小生意。**无论从事什么工作，只要你在 65 岁之后仍有用武之地，生活就会更加充实，也能带来一定的经济收入，还能有效预防衰老。**

假如晚年也能自己赚钱，就算未来日本的经济一团糟，也无须为生计担忧。而且谁都不能保证，现在的 1000 万日元存款今后会不会贬值一半，所以这也算是为余生买了份保险。

年轻时，我们可能为了偿还房贷、教育子女而不得不努力工作。但现在，经济收益已不再是最重要的考量。找到一份令人愉快且充实的工作，将使我们的退休生活更加快乐和有意义。

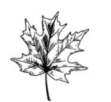

> 退休后找一份工作,既可以赚钱,也可以预防衰老

长寿之乡的秘密

长野县是日本有名的长寿之乡。

日本厚生劳动省每5年公布一次各都道府县的平均寿命。2020年的统计显示,长野县男性的平均寿命为82.68岁,位居全国第二;女性的平均寿命为88.23岁,排名全国第四。自20世纪90年代以来,长野县几乎稳居日本长寿榜。

更引人注目的是,长野县老年人的就业率在全国也是首屈一指。2017年日本统计局的就业结构基本调查显示,长野县65岁以上老年人的就业率高达30.4%,另外一个超过30%的县是山梨县(30.3%)。

此外，以老年人的平均自理年数（指无须依赖他人照顾的期望存活年数）以及一般病床①的平均住院天数等指标来衡量，长野县均表现出众。可以说，这个地区的医疗费用全日本最低，却实现了居民长寿的目标。从这些数据可以看出，尽管长野县老年人口众多，但很少有人早早失去自理能力。大多数人能够健康地工作至晚年，然后安详地离世。

这就是人们常说的"活得自在，走得安详"，也是很多人向往的晚年状态。长野县的数据告诉我们：老年人"退而不休"，有很多积极意义。

另外，长野县每10万人中有76.6名保健师（2016年数据），这一比例是日本最高的。有报道指出，当地经常开展区域性医疗和保险活动。保健师为居民提供生活和营养方面的指导，帮助人们预防疾病，成为预防医疗的中坚力量。长野县的预防医疗堪称典范。此外，长野县非常注重区域医疗，许多医生为患者提供综合性诊断，而不是仅关

---

① 此外还有疗养病床、精神病床、感染症病床等。

注个别器官。

我在本书中所强调的也是类似的理念：如何预防疾病、保持健康、远离衰老。

尽管预防医疗可能无法直接带来经济收益，因此许多医院对此并不重视，但它却是减少老年人医疗费用的关键，也是每个人能够安然老去的基础。基本实现"活得自在，走得安详"的长野县的成功实践正是一个有力的证明。

如果想要实现"活得自在，走得安详"的生活，有两点至关重要：一是尽可能长时间地保持工作状态，二是努力让衰老远离自己的生活。

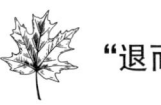

"退而不休"是长寿的秘诀

赚钱也能刺激大脑

金钱固然重要，但与其一门心思存钱，不如多想想如何赚到自己需要的钱。

即使是一门小生意，**只要能靠自己的智慧赚钱，对大脑来说也是一种极大的刺激。**

如果创业有些困难，投资股票或基金也是一个不错的选择。

尽管这些操作现在可以在线完成，但一边观察大盘走势，一边决定买入还是卖出，也能有效防止情感衰老。

我就认识这样一个人，他总是在自己看好的股票价格下跌时果断买入，然后在股价上涨约10%时卖出，乐此不疲。

如果为自己设定类似的规则，就可以在风险可控的情况下赚取额外收入。这笔钱既可以用于抗衰老，也可以投资个人爱好或缓解压力。无论哪种，都能让你变年轻。

很多日本股票都有5%的股息。如果你投资100万日元购买一家业绩良好的公司的股票，年底就可能获得5万日元的收益。

所以**与其把钱存入银行，不如让资金流动起来，这样不仅能刺激大脑，还能活跃身心。**

当然，我们不能将所有资金都投入股票或金融产品。如果有房贷，自然要先还房贷。每个人都需要根据自己的实际情况，制订合理的资金规划。

但是，如果手头有闲钱，我鼓励大家积极地将其花出去。

无论是投资还是用于其他方面，总之，这样做能丰富我们的退休生活。

处于"思秋期"的人们是社会的中流砥柱，我希望并相信大家能根据自己的资金规划，灵活使用手里的钱。

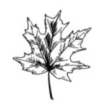

灵活使用资金，不仅能赚钱，还能预防情感衰老

"思秋期",重要的转折点

抓住改变人生的最后一次机会

"思秋期"是人生中一个至关重要的阶段,在很大程度上决定了我们会如何度过余生。

它不仅关系到一个人如何维持年轻和健康,更是一个反思过去、重新规划未来生活的关键时期。

令不少人感到意外的是,**在"思秋期"的一念之差,**

可能会开启与以往截然不同的人生。

比如，内馆牧子在39岁时结束了自己13年半的办公室职员生涯，转型成为一名编剧，并在文艺界取得了显著成就。2003年，55岁的她进入东北大学进修，随后取得硕士学位。这样的人生可谓丰富多彩。

我曾在研究生院教书，遇到过许多四五十岁的学生立志成为临床心理学家。他们中有上班族，也有天气预报员，但考虑到今后的人生，他们毅然决然地选择了一条全新的道路。

我自己也不例外。2007年，47岁的我拍摄了人生中的第一部电影。这是我儿时的梦想，直到那一刻才得以实现。

许多人可能对我的本职工作感到困惑，不明白为什么身为精神科医生、评论家和应试指导官的我，明明在这些领域取得了一定的成绩，却还要投入大量资金去拍电影。

但我之所以拍摄《东大灰姑娘》，是因为我觉得如果现在不拍，以后也不可能拍了。虽然这部电影的票房并不理想，但它在第 5 届摩纳哥国际电影节上获奖，并为我拍摄第二部电影《生命的探戈舞》奠定了基础。未来，我也打算继续电影制作之路。

值得一提的是，为我的电影撰写剧本的大石三知子，曾经也是一名办公室职员。她在 40 多岁时进入东京艺术大学学习编剧课程。同样，如今被誉为"世界的北野"的北野武，也是在 42 岁时导演了自己的第一部电影。

如今，有许多人在进入"思秋期"后，开始重新规划自己的人生。因此，"我要一辈子都这样吗"的疑惑也会在这个年龄阶段继续困扰我们。

当"思秋期"结束，人就正式步入老年期了。当然，如果一个人精力充沛，年龄并不会成为重新出发的障碍。但我还是建议大家，在大脑和身体充满活力的时候，重新规划自己的人生轨迹。

人们总认为，进入"思秋期"的人应该成熟稳重，人生不会再有大的起伏了。但在我看来，"思秋期"是人生最后一个重要的转折点。

回顾过往，若还有遗憾，不如现在放手一搏。

冒一些风险也是值得的，毕竟子女已经长大，即使失败，也不会对家庭造成太大影响。请尽情享受接下来的时间，活出属于自己的精彩人生。

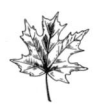

如有遗憾，就在"思秋期"放手一搏

行动，从现在开始

被不安困扰的人，往往难以掌控自己的情绪。

"都这把年纪了，还谈什么改变人生啊？""这么大年纪了，还折腾什么呢？""就算现在尝试新事物，肯定也是困难重重……"不论身份地位，每个人的内心都可能被这样的不安情绪占据。

这会让我们难以调整自己的心态，变得消极和悲观。然而，正是在这种时刻，我们更需要行动起来。

换工作、读研、离婚……这些重大选择都可能彻底改变你的人生轨迹，因此需要慎重考虑。

倘若草率采取行动，没有三思而后行，将来可能会后悔。

但是，也有些事情不需要深思熟虑。

比如，调查一下自己向往的工作，或者搜集研究生院的相关信息。**你可以坦然接受心中的不安情绪，再去思考如何采取行动。**

这种方法被称为森田疗法，可以有效治疗社交恐惧症等心理问题。你无须否定或消除内心的不安与矛盾，而是应当接受这样的自己，然后思考能做些什么。

行动起来，即使是做些与当前焦虑无关的事情也好，比如买新衣服、精心打扮一番，或者与朋友愉快地聊天。

年轻的外表能够让你感到更加有活力,享受生活中的美好时光也有助于转换心情。

只要开始采取行动,哪怕只是做一些简单的事情,也会让你变得更加积极向上。这的确非常奇妙。如果你有从现在开始改变的想法,就不要犹豫,勇敢地将想法付诸行动吧。

如果止步不前,那么你将永远停留在原地。但未来的人生之路还很漫长。许多人已经向我们证明,只要勇敢地迈出第一步,人生就还有无限可能。

虽然无法完全控制内心的不安,但我们能够控制自己的行动。迈开脚步,去接近理想中的生活吧。

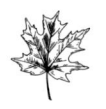

内心不安时,就去做力所能及之事

第 8 章

人际关系：无须再忍耐

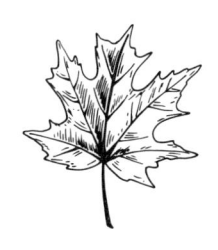

让自己被更多人需要

"思秋期"是人生中一个充满变化的阶段,尤其是在人际关系方面。我们的孩子终于从学校毕业,开始独立生活,而我们的父母也已年迈。

在这个年龄段,我们通常是企业里的中流砥柱,但10年、20年后也要退休了。

在这些变化之中,我们还不得不面对一个问题——能够实现自我价值的空间正在逐渐减少。

自我价值是人的基本需求之一，它与自我满足不同，是社会对我们的认可。换言之，只有得到别人的赞赏与鼓励，才能实现自我价值。

当自我价值得不到满足时，人就可能感到焦虑和不安。

小时候，父母会无条件地爱我们。等自己成为父母，又会得到孩子的爱。当我们从学校毕业，步入职场，会被周围人寄予厚望，这同样是一种认可。

但到了40多岁，子女已经长大，不再像以前那样需要我们。如今的企业也不再论资排辈，所以年长的上司未必能得到下属的敬仰。如果职场发展不顺利，我们甚至要在年轻领导的指挥下工作，或是成为下属眼中"没用的老家伙"。

这样的情况不仅会出现在工作中，也会发生在日常生活里。如今，年龄和资历不再像过去那样重要了。在各类选举中，往往都是年轻人更受青睐。

此外，随着年龄的增长，我们与老朋友的关系可能会逐渐疏远。

这就导致40多岁的人很难通过人际交往来实现自我价值。

那么，应该如何应对？如何才能让内心得到满足？答案其实很简单：**构建一个全新的、能够实现自我价值的人际关系网**。

从这个角度来看，我在前文中提到的"找到自己想做的事"就是一个不错的契机。与志趣相投的人在一起，总有说不完的话题。大家还可以向彼此展示作品、一较高下，获得对方的认同。

如果你的社交圈仅限于工作伙伴，那么退休后或许很难实现自我价值。但在"思秋期"结识的伙伴，却有可能成为一生的挚友。

希望大家能在工作和家庭之外，找到能够展现自己才华和价值的舞台。

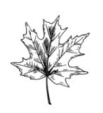

创造可以实现自我价值的新环境

在志愿活动中发光发热

对上班族来说，一提到经营人际关系，最先想到的大概是工作上的伙伴。但假如我们拓宽视野，就会发现人际交往的机会无处不在。

例如，你可以参加一些兴趣类社团，或者参与孩子的学校活动，即便作为男性，也可以成为家长教师协会（PTA）的一员。

当然，你也可以加入由当地居民组成的居民委员会或业主委员会。总之，**把眼界放宽，就能发现有很多地方可以拓展人际关系。**

在家长教师协会或地方团体中，负责人通常是女性。

如果有男性加入，则"物以稀为贵"，往往更会受到重视。

如果能在需要沟通和协商的场合，发挥在职场中积累的经验和技巧，就会赢得他人的认可与信任，也能实现自我价值。

如果表现出色，你的邻居可能还会对你的妻子说："您家先生真是靠谱啊。"这不仅能赢得妻子的尊敬，还能让你的自我价值感倍增，可谓一举两得。

然而在这些团体中，你也难免会遇到一些自私的家伙，只知道使唤别人。这时，切不可勉强自己去迎合他们，更不应该为了面子而去做一些超出自己能力范围的事。

毕竟，加入这些团体的初衷是为了放松心情。如果最终什么事都落在自己头上，徒增压力，就失去原本的意义了。

远离那些给我们带来压力的人际关系，是长寿的秘诀。

我们应该努力创造机会，让自己被更多人需要。这一点很重要，这样的机会也多多益善。

如果你的社交圈很小，一旦听到恶言恶语，就可能陷入孤立无援的境地。

因此，无论是地方团体还是兴趣社团，我建议大家都应该积极参与，广交朋友。

特别是在进入"思秋期"之后，实现自我价值的途径更加有限。这时我们更需要有意识地拓展社交圈，让自己被更多的人需要。

这不仅是保持身心健康的重要秘诀，也是让人生更加快乐的关键所在。

加入地方团体，实现自我价值

比起讨好上司，更要关心下属

当你迈过 40 多岁的门槛，步入 50 岁，可能会从公司的中坚力量变成资深元老。在这个过程中，你或许会被提拔到管理层，拥有众多下属。

回想刚进入公司时,你周围全是前辈和领导。随着时间的推移,30多岁的你开始在工作中崭露头角,成为小头目,领导自己的团队。

但到目前为止,你在公司里的人际关系网络似乎并没有太大变化。总的来说,作为一个受上司关照的下属有许多好处——你可以更加轻松地与各种人打交道,也更容易做出成绩。

然而,当你进入"思秋期",担任管理职位时,情况就大不相同了。

在此之前,公司可能更看重你的个人才能。但现在,你需要管理好自己的团队,确保每个人各司其职,发挥团队的力量。

这就需要你关注自己的下属。从现在起,重要的不再是如何赢得上司的赏识,而是如何获得下属的认可与尊敬。

想要做到这一点,你就必须尊重他们,不要将他们视为可以随意操控的棋子，而是帮助他们在职业生涯中实现自我价值。

这不仅关乎眼下，更会对你退休后的生活产生影响。如果你是一个受人爱戴的领导，那么你的晚年生活可能会更加幸福。

我在浴风会医院工作时，对此感受颇深。在这家专门为老年人提供诊疗服务的医院里，我发现有些患者经常有亲友探望，而有些患者则常常孤单一人。

那些孤独的患者，可能在退休前总是将下属视为棋子。

而那些总有人探望的患者，往往是关心下属的好上司。

在住院的患者中，有来自知名企业的管理者、大学教授、政治家等，他们都是各自领域的杰出人物。

但即便是这种人，一旦住院，也会被明确地分为两类：有的病床前门可罗雀，有的探望者络绎不绝。

从结果来看,**与那些只知讨好上司的人相比,懂得关爱下属的人更有可能拥有幸福的晚年。**

因此,我们不能只关注上司,更要关心和重视自己的下属。

进入"思秋期"、成为管理者后,更应该关心下属

建立更健康的亲子关系

对孩子放手

在如今这个时代,如果想要健康长寿,就必须缓解人际压力。

长期累积的压力不仅影响身体健康,还会加速衰老。

特别是当我们步入"思秋期"后,体内的激素平衡会发生巨大变化。如果此时压力过大,激素分泌可能会更加紊乱，这一点值得我们高度关注。

在这里，我想和大家探讨一个常被忽略的话题——亲子关系。

谈到人际关系，人们往往更重视与其他人建立的社会联系。然而，亲子关系也是人际关系的一种。出乎许多人意料的是，它很容易成为"思秋期"的压力来源。

进入"思秋期"后，我们的孩子可能即将或已经独立。

假设一个人在25岁时有了自己的孩子，那么等到他45岁时，孩子已经长大成人。就算还在读大学，再过两年也将毕业，步入职场。

当然，在孩子独立之前，父母有责任照顾他们。但我建议，一旦孩子独立，就应该重新审视与他们的关系。

换句话说，独立意味着"离巢"。在动物界，离巢的动物不再与父母共同狩猎。人类社会同样如此，当父母履行完自己的抚养责任，就没有必要一直和孩子生活在一起。

对父母来说，首先要彻底放下对孩子的依赖。

子女也有属于自己的人生。

"我为你付出了这么多，你多少得尽点孝心吧。"许多父母可能会有这样的期望，我也能感同身受。但是，这样的期望很容易成为压力的来源。

如果你的孩子已经大学毕业、步入社会，那就不要过度为他担忧。因为你很难全面了解他的生活，很可能有操不完的心。

如果他主动来问你，你可以给出建议，但我认为这就足够了。因为即便你担心他的工作，但与学校不同，就算你出面，也解决不了问题，只会让他的处境更难堪。毕竟，他已经是成年人了，我们应该相信他的能力。

另外，有许多父母希望能为孩子多攒点钱。

但假如你能活到 90 岁，那么 25 岁时生的孩子也已经 65 岁了。他已经到了退休的年纪，子女也已长大成人。他的房贷应该已经还清，自己也积累了一定的财富。如果这个时候孩子还要花你的钱，那就太糟糕了。父母赚的钱应该由父母自己支配。

如果你始终不愿放手，可能会培养出一个60多岁的"啃老族"。为了避免这种情况的发生，你应该早点告诉他："我不会给你留下财产。"

但这也意味着，你要做好不依靠子女养老的思想准备。不给他们留下财产，却指望他们照顾你，这是不合理的。

正因为是亲子关系，父母与孩子之间的界限往往并不清晰。这正是压力的根源。

我们需要清楚地认识到：子女成年后，有属于自己的人生。只有保持适当的距离，才能让他们走自己的路，这也关乎他们今后的幸福。

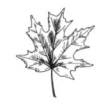

子女成年后，要注意保持距离

子女照顾父母的难度远超过去

在谈及亲子关系时，处于"思秋期"的人们不仅要关心子女的成长，还要时刻牵挂自己年迈的父母。对这个年龄段的人来说，我们的父母往往已进入保险分类中的"高龄者"和"后期高龄者"阶段。这就意味着我们需要做好心理准备：即便父母现在身体还很健康，也可能在不久的将来需要有人照料。

长久以来，日本社会普遍认为子女有责任照顾父母。即便在今天，如果有人忽视了对父母的关怀，仍可能遭受社会的谴责，被认为缺乏人情味儿和责任感。不应该将父母送入养老院，而应该在家中亲自照料，这才是尽孝——这样的观念仍然根深蒂固。

人们常常赞美那些在家中照顾父母的行为，称赞说："你的女儿真孝顺啊，你可真幸福。"相反，如果有人无法亲自照顾父母，或选择将他们送入养老院，就可能面临他人的非议。

然而，**在现代社会，这种在家照顾父母的美好景象往往只是一种幻想。**

这是因为，过去其实有许多人根本活不到需要别人照顾的年纪。在过去，与父母同住、陪伴他们直至生命终结，并不等同于如今的"照顾"。

日本厚生劳动省的 1998 年国民生活基础调查（当时还未实施护理保险制度）显示，大多数人在 80 岁以后需要别人的照料。具体来说，在 85 岁以上的老年人中，约三分之一患有认知障碍，约半数的人需要某种形式的护理与照料。

但如果对比 60 多年前的 1955 年的数据，就会发现，那时日本男性的平均寿命为 63 岁，女性为 67 岁。换言之，**很多老人在需要别人照顾前就已经去世了。**

尽管过去也有长期卧床的老人，但由于当时的医疗条件有限，卧床的时间通常比较短。实际上，轻微的褥疮感染就可能危及生命。

更何况，过去还有用人。那时，稍微富裕一些的家庭会有书童、用人，工匠或商人家庭中也会有学徒。一直到20世纪60年代，即便是普通工薪家庭也雇得起保姆。

在那个时代，营养和卫生条件决定了一个人的寿命，因此，能够活到需要他人照料年龄的老人大多来自富裕家庭。这也意味着，通常有多个人可以共同照顾年迈的老人。

从20世纪70年代到90年代，人们通常会将老人送至所谓的"老年人医院"。这种社会性住院[1]不是为了治疗疾病，而是一种长期疗养。

有趣的是，日本人认为将父母送入养老院不体面，却对让父母长期住院没有太多愧疚之情。

过去，一些老年人医院的做法相当过分。为了赢利，他们甚至让十几个病人挤在一间房内，从早到晚打点滴，

---

[1] 即一个人原本不需要在医院接受治疗，但由于一些原因（如社会隔离、缺乏家庭成员的照顾、因精神疾病或痴呆症难以在家中生活等）长期住院。这种情况会造成医疗和社会问题，如老年人以医院代替养老院，增加不必要的医疗费用。

其状况堪比"弃老山"[①]。

但即便如此,许多家庭也宁愿选择让父母住进老年人医院,而不愿意让他们住进养老院。可能"医院"这个名字更容易被周围的人接受——既然需要有医生照料,那么不住在家里也能理解。

如今,为了降低医疗开支,日本政府决定取消用于社会性住院的护理疗养病床(计划于 2024 年 3 月末实施)。

然而,尽管护理机构的数量不断增加,仍有许多人坚持认为不亲自照顾父母就是不孝,住院尚可接受,但若去养老院,不如在家中照料。

这固然是一种表达爱的方式,但并不意味着,不这么做就是不懂得感恩父母。**我们不应该强迫自己承担起照顾父母的全部责任。**

从某些方面来看,养老院能够提供更加专业和高效的

[①] 日本民间传说,到了一定年龄的老人会被扔到大山深处。

护理服务、更快的医疗响应，反而可能提升老年人的生活质量。

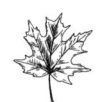

打破"照顾父母是尽孝"的陈旧观念

居家照顾老人并非最佳选择

子女照顾年迈的父母，是天经地义的事——这种观念之所以深植人心，在我看来，与媒体的宣传脱不开关系。媒体总在强调居家照顾老人的重要性。

虽然，这也与日本政府在2000年推出护理保险制度的初衷相符，因此不能完全将责任归咎于媒体。但电视上以照顾老人为主题的节目，无论是纪录片还是电视剧，基本都以"家庭"为背景。

节目中会探讨居家照顾老人的利弊，如"这样事情会更顺利"或"那样做会引发问题"，却很少提及养老机构。

这就导致一旦有老人需要照顾，人们就会下意识地认为应该先自己想办法。

然而，现实生活与影视作品不同。**影视作品可能有圆满的结局，但在现实生活中，照顾老人是一场持久战。**父母去世后，我们的生活仍要继续。

事实上，许多人正承受着照顾老人的沉重负担。

有的人没有可依靠的亲戚朋友，只能孤身一人照顾父母，心力交瘁；有的人尽心尽力，却因父母身体状况没有好转而备受打击；有的人因照顾患有认知障碍的父母而身心俱疲；还有的人为了长期照顾老人，不惜辞去工作，守在病床前，在老人离世后，陷入萎靡和空虚的状态。

许多人因此患上抑郁症，甚至因照顾老人的压力过大，选择自杀或与家人一起走上绝路。虽然日本很少发生凶杀案，但每年都会有 20～30 起因护理矛盾引发的杀人事件。

如今的社会结构与过去不同，人们很难毫无障碍地在

家中照顾老人。因此，无论个人多么努力，都要面临严峻的考验和巨大的压力。

我们应该扪心自问：如果不遵循既定的观念，就真的无法幸福吗？什么才是对父母和自己最好的？我们需要在传统观念和现实需求之间找到平衡。

养老院有许多优点。

对父母来说，接触更多的人可以帮助他们保持身心独立，而且有专业人士照顾，护理和医疗条件也比在家中更有保障。

如今在日本，护理保险制度已经实施了20多年，护理人员也已熟悉相关工作。许多老年人住进养老院后，精神状态明显好转，脸上也露出了笑容。

对子女来说，他们不必为了照顾老人而辞去工作，减轻了社会负担，也不必亲力亲为地照顾父母，搞得自己身心俱疲。

而居家照顾老人的好处可能只剩下：老人不必离开熟悉的生活环境，可以实现他们在家安享晚年的愿望；此外，也能在一定程度上减轻经济负担。

那么，两者相比，哪一种方式能给老人带来更多的满足感呢？令人惊讶的是，许多老人认为居家养老并没有太大意义。

并非所有父母都希望子女辞去工作来照顾自己。**如果知道自己会给孩子带来麻烦，子女的照顾有时反而会成为心理负担。**

事实上，与独居老人相比，与家人同住的老年人自杀率更高。这可能是因为他们心怀愧疚，认为自己是家庭的累赘。

对处于"思秋期"的人们来说，今后父母的养老问题至关重要。与其到时手忙脚乱，不如提前与父母和兄弟姐妹沟通，达成共识。此外，也要尽可能多地了解相关信息。

如果家庭成员之间没有异议，就不必为了将父母送入养老院而感到内疚。如果双方都做好了心理准备，一旦遇到紧急情况，也不至于惊慌失措。

家人是无可替代的。正因为如此，一些看似无情的做法，只要能让彼此都满意，就能维持健康和谐的家庭关系。

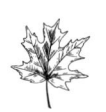

提前和父母沟通入住养老院的话题

活出自我，活出年轻

无惧他人的目光

不仅在照顾父母的问题上，人们似乎在方方面面都喜欢忍耐。人类本质上并不愿意压抑自己的情感和欲望，但在日本人的价值观里，忍耐被看作一种美德。

生活中充满了各种烦恼。你可能为了家庭的需要，勉强自己从事不喜欢的工作；或者尽管与兄弟姐妹关系不和，却碍于情面，不得不和他们维持表面上的往来。这样不得已的情况比比皆是。

然而，如果实在忍不下去了，总有解决问题的办法。假如确实不喜欢现在的工作，那就考虑换一个；倘若实在无法忍受兄弟姐妹，就干脆别见面。

那么，为什么人们还是选择忍耐呢？在我看来，这主要缘于社会的无形压力，它就像一块沉重的巨石，压在每个人的胸口。简单来说，不忍耐，面子上过不去。

胆固醇过高对身体不利，高血压、高血糖是健康的危险信号，出轨和婚外情是不道德的行为，离婚被视为不体面，把父母送入养老院会被认为不孝顺……我们被社会观念紧紧束缚着。

然而，正如我在前文中反复强调的，**如果凡事都要忍耐克制，人生就不可能过得精彩充实。**

人们之所以如此看重面子，是因为我们的行为准则并非基于自己的判断，而是受到了他人评价的影响。正如

"缺少眼力见儿"一词所暗示的，我们太在乎别人对自己的看法了。

但我认为，过度察言观色，只会让无法独立思考、缺乏主见的人越来越多。

如果不去考虑别人怎么想，只关注自己的想法和需求，思路就能一下子清晰许多。你可能会被同事反感，但你在公司的时间是有限的，而属于自己的人生更长。总之，不必过分在意别人的看法，任何时候都应该优先考虑自己。

处于"思秋期"的人已经经历了人生的风风雨雨。与其活在别人的眼光中，逐渐老去，不如更加自由、随性、积极地享受生活，这样你将更具魅力。

这是你的人生，选择权在你手中。无论你做出怎样的决定，最好不留遗憾。

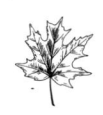

别人的看法不重要，重要的是自己想怎么做

太迁就别人会缩短寿命

如果我们总是选择忍耐，压力就会逐渐积累，严重时甚至可能引发抑郁症等健康问题。然而，压力的影响远不止于此，它还会在无形中严重危害我们的身体健康。

当一个人承受巨大的压力时，自主神经系统可能会失衡，负责调节内脏功能的副交感神经也会受到干扰，导致食欲缺乏、血液循环不畅，进而降低免疫力。

为了抵抗压力，身体会分泌皮质醇等类固醇激素，但这些激素的增加又可能干扰其他激素的正常功能。

此外，压力还与癌症有着密切的联系。压力会使体内产生更多自由基，增加细胞复制出错的概率。这些复制错误的细胞原本应由自然杀伤细胞（NK）负责处理，但压力会让自然杀伤细胞活性下降，从而增加癌症风险。

换句话说，压力不仅会损伤细胞、引发炎症，给我们的身心带来沉重负担，还会加速衰老，甚至可能诱发癌症等严重疾病。

我们生活中的大多数压力，往往源自那些必须不断忍耐的人际关系。因此，如果你想保持年轻、追求健康长寿，那么在与人交往时，一定不要过度迁就别人。

当然，年轻时，一定程度的忍耐是必要的。即使你渴望在20多岁时展现真实的自我，但要在商界大展拳脚，现实的复杂性往往会超出你的预期。

随着你逐渐走向成熟，就无须再像过去那样不断忍耐了。特别是在步入"思秋期"后，应该更多地考虑自己。

即使在外人眼中保持着完美的形象，得到的也不过是他人一时的评价与认可。离开职场，这些评价也会随之消失。我们无法控制他人的想法，这些想法也与我们的年轻、健康和生活方式毫无关系。

相反，**展示自己的欲望、过自己想要的生活，才是真正掌控自己的人生**。这样做不仅有助于健康长寿，还能让生活更加精彩。

少说些场面话,多说些真心话。不要只关注外界的评价,更要倾听自己内心的声音。

这才是活出快乐、活出年轻的捷径。

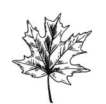

活出自我,才能拥有快乐人生

后记

读完本书,不知大家感受如何?

你或许不接受文中的很多观点,或许认为我离经叛道、非常傲慢。

但如果你能提出反驳意见,没有全盘接受,就说明你的额叶还很年轻。倘若书中的内容能引发你的进一步思考,那么作为作者,我也感到非常荣幸。

根据最新的心理学研究,一个有智慧且心理健康的人,不会被既有理论限制,愿意探索其他可能性,勇于尝试,然后再得出自己的结论。

我非常赞同这个观点。我不敢断言自己在书中给出的答案都是正确的，正如现代医学一样，一切仍处在不断发展和完善中。

但我衷心希望，大家能够不断尝试和探索，逐渐接近正确答案。

我在书中特意使用了"思秋期"一词，因为这是一个大脑与激素发生巨大变化的时期。我不希望人们在迷茫中度过这一时期，也不希望大家从不质疑自己一直以来的生活方式，毫无准备地迎接退休和子女的独立。基于多年同老年人打交道的经验，我更加坚信，人们应该更多地思考。在此，我也想将这一观点分享给所有的读者。如果本书能够引发你的一些思考，将比书中内容获得你的认可更令我高兴。

此外，我还有一个小小的心愿，那就是希望未来有更多的人开始思考"思秋期"。当然，你现在之所以会拿起这本书，也是因为对"思秋期"感兴趣，所以这样的人已经不少了。我有个奢望，如果"思秋期"一词能流行起来，被大众广泛接受，那将是我莫大的荣幸。

最后，我要向大和书房的藤泽阳子女士和藤村美穗女士表达我衷心的感谢，感谢她们承担了本书的编辑工作。

和田秀树
2013 年 10 月

再版后记

最近，我感到非常欣慰，因为我的书似乎受到了读者的广泛好评。《百岁生活》成为2022年年度畅销书，《晚年健康，由70岁决定》更是在2022年上半年新书畅销榜上登顶。这些成就让我感到无比喜悦和感激。

我相信，众多读者之所以愿意阅读我的书，是因为大家都希望远离衰老，即使年岁渐长，也想保持旺盛的精力。

然而，我认为预防衰老最好从年轻时开始。

这是因为，目前的医疗技术虽然在延缓衰老方面取得了一定进展，但要逆转衰老、重返青春，仍然是一种不切实际的幻想。最近，我开始关注干细胞治疗技术，其应用前景广阔，但价格比较高，而且能够提供这类治疗的机构寥寥无几。

从这个角度来看，衰老正式到来之前的阶段显得尤为重要，我称之为"思秋期"。在53岁那年，正好处于"思秋期"的我撰写了本书，并在书中详细阐述了这一时期的重要性。可以说，与我近期的畅销书相比，本书更是我的心血之作。多年来，我一直在实践书中的理念，并因此获益匪浅，感觉现在的自己依然处于"思秋期"。

尽管我曾试图让"思秋期"一词流行起来，但并未如愿。然而，在中国这个老龄化问题同样严重，从4000年前起就在追求长寿的国度，这个词却引起了广泛关注。我曾受邀参加大型研讨会，与会者包括高层领导的智囊团。如今，中国很多地方都成立了抗衰老中心。

我相信，抗衰老是全世界共同关心的话题。

顺便提一下，在过去的 10 年里，我经历了心力衰竭的考验，这也许是我长期忽视糖尿病和高血压的结果。如果单从检查结果来看，我的健康状况可以说是一塌糊涂。但我并不在意，而是坚持用自己的方式控制病情。现在，我正处于人生中最忙碌的时期，却依然能够精神饱满地面对每一天的挑战。

或许有些自夸，但如今的我依然精力充沛（这让许多人感到惊讶），外表看起来也比实际年龄年轻得多。

我不敢断言自己一定能够长寿，但在保持年轻方面，我相信自己的经验能够给大家提供一些有益的借鉴。

因此，我对本书的再次出版感到由衷的喜悦，并希望越来越多的读者能够尝试书中的内容，从中受益。

和田秀树
2023 年 4 月 20 日

译后记
50% 的人生

精神科医生、应试指导官、电影导演、作家……

这是我搜索"和田秀树"时,页面上弹出来的关键词。看着这些不同的身份组合,我有些茫然,于是怀着忐忑的心情,翻开了这本《预防衰老,从 50 岁开始》。

"分歧点"在日文中有两个意思,一是道路的分岔口,二是事物的转折点。正如作者在书中介绍的,几十年前日本人的平均寿命只有 60 多岁,而如今,日本是世界公认的长寿之国。对如今的人们来说,50 多岁或许还没从工作岗位退休，接下来还有几十年的人生值得期待。

50岁正是人生的转折点。

那么在这个关键时期，我们要做些什么？或者说，为了让今后的人生更加精彩，我们应该提前做好哪些准备？

这本书为我们提供了答案。

作者和田秀树以他浓厚的医学背景和丰富的人生经验，向我们展现了一个关于"思秋期"的深刻话题。"思秋期"，也就是人们常说的更年期，指的是人生中40~60岁的阶段，是从中年向老年过渡的重要时期。

在这一时期，每个人的身心都将经历剧烈的变化，这些变化或许会让我们感到迷茫与不安。然而，正如作者在书中所强调的，这一时期同样充满了无限的可能性——它赋予了我们重新审视自我、重新规划人生轨迹，乃至实现个人价值的机遇。

在本书的前半部分，作者以亲身体验为例，告诉大家如何在"思秋期"维持青春与活力：合理饮食、尽可能保持激素平衡、有意识地锻炼大脑、尝试使用新的美容技术……时代的发展给我们提供了无限的可能，传统观念或许已经不再符合当下的情况。人们不能总是因循守旧、故步自封，要善于或者说敢于接受新的观点、新的事物。与此同时，尽管现代医学在延缓衰老方面取得了一定的进展，但预防衰老还是越早越好，所以"思秋期"显得尤为关键。

在本书的后半部分，作者探讨了在"思秋期"如何构建新的人际关系，以实现自我价值。随着年岁的增长，我们可能会发现自己在社会中的认可度及自我价值感受到挑战。那么这个时候，就要重新评估与子女、同事和社会的关系，寻找新的方法来实现自我价值。

在本书的最后，作者还分享了他对亲子关系的看法。父母应在孩子独立之后重新审视与他们的关系，学会适时放手，让孩子走自己的路。同时也提醒我们，虽然照顾年迈的父母至关重要，但我们也需要学会平衡自己的生活，避免承受过多的压力和负担。

无论什么年纪,我们都可以改变自己的人生。
只要勇敢地迈出第一步,人生就还有无限可能。

这是书中的两句话,也是我翻译完这部作品后最大的感受。

过去人们总说:"都到了退休的年纪了,就别再折腾了。"但正如作者所言,"思秋期"是人生最后一个重要的转折点。在"人生50年时代",一个人过了40岁,距离垂暮只有一步之遥;而在"人生80年时代",同样是40岁,人生之路才行至半途。

我相信,每一个读过这本书的人,都会从中获得启示和力量,去面对生活中的挑战和变化,寻找新的生活目标与自我认同感。

回顾过往，若还有遗憾，不如现在放手一搏。

50岁不过是人生的转折点。

请尽情享受接下来的时间，活出属于自己的精彩人生。

50 SAI NO BUNKITEN: SA GA TSUKU "SHISHUKI" NO SUGOSHIKATA by Hideki Wada

Copyright © 2023 Hideki Wada

Original Japanese edition published by Daiwa Shobo Co., Ltd., Tokyo.

This Simplified Chinese language edition is published by arrangement with Daiwa Shobo Co., Ltd., Tokyo in care of Tuttle-Mori Agency, Inc., Tokyo through Hanhe International (HK) Co., Ltd.

著作权合同登记号 图字：01-2024-3786号

图书在版编目（CIP）数据

预防衰老，从 50 岁开始 /（日）和田秀树著；王雯婷译 . -- 北京：东方出版社，2025.4. -- ISBN 978-7-5207-3731-9

I. R339.34-49

中国国家版本馆 CIP 数据核字第 20254V5Q94 号

预防衰老，从 50 岁开始

YUFANG SHUAILAO，CONG 50 SUI KAISHI

作　　者：[日] 和田秀树
译　　者：王雯婷
策　　划：孙　涵
责任编辑：王若菡
装帧设计：李　一
出　　版：东方出版社
发　　行：人民东方出版传媒有限公司
地　　址：北京市东城区朝阳门内大街 166 号
邮　　编：100010
印　　刷：华睿林（天津）印刷有限公司
版　　次：2025 年 4 月第 1 版
印　　次：2025 年 4 月第 1 次印刷
开　　本：880 毫米 ×1230 毫米　1/32
印　　张：10.375
字　　数：142 千字
书　　号：ISBN 978-7-5207-3731-9
定　　价：65.80 元
发行电话：（010）85924663　85924644　85924641

版权所有，违者必究
如有印装质量问题，我社负责调换，请拨打电话：（010）85924602　85924603